ÉTUDE MÉDICO-LÉGALE

SUR LE

SECRET PROFESSIONNEL

A. ...

LIBRAIRES-ÉDITEURS

ÉTUDE MÉDICO-LÉGALE

SUR LE

SECRET PROFESSIONNEL

PAR

Paul VERWAEST

DOCTEUR EN DROIT

Rédacteur au Ministère de l'Instruction publique

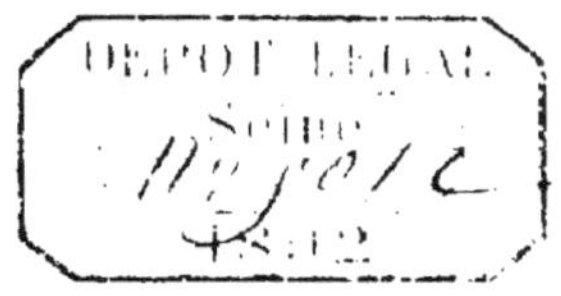

PARIS

A. GIARD ET E. BRIÈRE

ÉDITEURS

16, RUE SOUFFLOT, 16

1892

AVANT-PROPOS

Le secret médical date de 1810 en tant qu'obligation légale, mais comme obligation professionnelle, il remonte à des temps beaucoup plus reculés. Il est contemporain d'Hippocrate, qui en a formulé la règle dans le document qu'on lui attribue :

« *Quæ etiam inter curandum, aut quoque medicinam minime faciens, in communi eorum (ægrorum) vita vel videro, vel audiero, quæ in vulgus efferi non decet, ea arcana esse ratus, silebo.*

Il s'est transmis naturellement aux disciples du « père de la médecine ». Nous en retrouvons l'expression dans les statuts de nos vieilles Facultés ou des anciennes corporations médicales.

A Montpellier, l'Ecole rivale de Paris, le jeune docteur, la main étendue sur le livre d'Hippocrate, jurait

« qu'admis dans l'intérieur des maisons, ses yeux ne verront pas ce qui s'y passe, que sa langue taira les secrets qui lui seront confiés, et que son état ne servira pas à corrompre les mœurs, ni à favoriser les crimes. »

« *Ægrorum arcana visa, audita, intellecta eliminet nemo* ».

Tel est, en 1751, l'art. 77 des statuts de la Faculté de Paris.

L'art. 118 du règlement élaboré en 1699 par la Compagnie des chirurgiens consacre la même règle :

« Vous jurez... de garder le secret dans les choses de votre art qui vous seront confiées. »

Toutefois l'art. 130 fait cette réserve :

« Les maîtres de ladite communauté seront obligés d'avertir incessamment le commissaire de leur quartier des blessés qu'ils auront pansés en premier appareil, et seront les contrevenants condamnés par le Prévot de Paris ou son lieutenant de Police à telle peine qu'il appartiendra ».

A Bordeaux, les compagnons chirurgiens s'engagent, par serment, devant l'abbé chef de leur communauté

A ne pas révéler les maladies cachées, excepté les cas de nécessité ».

Par contre le collège des médecins de la même ville décide en 1681, sans opposer le secret médical, d'obéir purement et simplement à un ordre du procureur du roi ordonnant à tout médecin ou chirurgien, qui soignerait un malade de religion réformée, d'avoir à l'en prévenir. Cet ordre fut renouvelé en 1699 par le maire de la ville, ce qui donnerait à penser qu'il avait été mal exécuté.

Citons encore, sans les reproduire ici, l'art. 46 des statuts de la Faculté de Reims et le serment prêté par les licenciés de celle de Caen..

Pour ce qui concerne les sages-femmes, Verdier nous apprend qu'elles étaient, sinon en droit, du moins en fait, sous la dépendance des curés de leur paroisse. Ceux-ci, en les initiant à l'administration du sacrement de baptême, leur donnaient une sorte d'investiture. Les formules d'approbation, que l'on trouve dans les rituels, contiennent presque toutes un article par lequel la matrone s'engage à ne pas révéler les secrets de famille.

On pourra se faire une idée d'ensemble sur la question du secret médical, avant l'apparition du Code, en consultant Zacchias, proto-médecin des Etats pontificaux : *Loquacitas*, dit-il, *porro in medico maxime rationali reprehensibilis est et circulatoribus aliisque hujus farinæ hominibus digna, iisque relinquenda : tunc autem justis pœnis mulctanda, cum secreta sibi commissa, quæ detecta in damnum aut ignominiam alicujus personæ emanare possunt, detegit medicus.*

Tous ces documents du passé nous apprennent sans aucun doute, que la discrétion a été de tout temps considérée comme un des devoirs impérieux de la profession médicale; mais il serait téméraire d'en conclure que ce devoir avait autrefois toute l'étendue qu'on s'efforce de lui donner aujourd'hui. D'ailleurs, il est certain que dans une de ses applications les plus importantes, le témoignage en justice, cette règle avait donné lieu à des opinions divergentes.

Lorsqu'il parle du secret médical, Zacchias s'exprime ainsi : *Loquor extra judicium, nam in judicio tenetur omnino veritatem detegere, juramento enim ad hoc obstringitur.* C'était aussi l'avis de Codronchius et de Sylvaticus.

Du côté des canonistes, les uns se rangeaient à l'opinion de Zacchias ; les autres, en plus grand nombre, enseignaient avec Saint-Thomas d'Aquin que la conservation de la foi et du secret étant de droit naturel, personne ne pouvait en être délié même par le commandement d'un supérieur. Encore distinguaient-ils si la non révélation du secret confié était ou non de nature à porter préjudice à un tiers.

La jurisprudence avait fini par reconnaître à certains témoins, confesseurs, avocats, médecins, etc. le droit de ne point déposer en justice, excepté lorsqu'il s'agissait d'un crime de lèse-majesté (édit de Louis XI 22 déc. 1477).

En posant comme règle légale ce qui n'était jusque-là qu'un devoir professionnel, sanctionné à l'occasion par la jurisprudence des Parlements, le Code pénal n'a pas déterminé d'une façon assez explicite les hypothèses qu'il avait en vue pour dissiper toutes les incertitudes. A peine a-t-il pu indiquer en bloc, dans l'art. 378, consacré au secret professionnel, toutes les professions qui peuvent être mises en cause. Seuls les médecins, chirurgiens, officiers de santé, pharmaciens et sages-femmes y sont expressément désignés.

Comment ces personnes directement visées enfreindront-elles la prohibition inscrite dans l'art. 378 et encourront-elles les rigueurs pénales, telle est l'étude que nous nous sommes proposé de faire.

Dans ce travail, que nous diviserons en quatre parties principales, nous aurons à nous occuper successivement :

1° Des personnes qui sont tenues au secret médical.

2° Du principe et des éléments constitutifs du secret médical.

3° De la révélation délictueuse.

4° Du conflit entre l'obligation au secret et d'autres obligations légales.

CHAPITRE Ier.

Personnes visées dans l'art. 378 du code pénal.

L'article 378 du Code pénal s'exprime ainsi :

« Les médecins, chirurgiens et autres officiers de santé, ainsi que les pharmaciens et sages-femmes et toutes autres personnes dépositaires, par état ou profession, des secrets qu'on leur confie qui, hors le cas où la loi les oblige à se porter dénonciateurs, auront révélé ces secrets, seront punis d'un emprisonnement d'un mois à six mois et d'une amende de cent francs à cinq cents francs. »

L'énumération de la loi embrasse, on le voit, l'ensemble du corps médical ; il en résulte que ce que nous dirons du médecin s'étendra tout naturellement à ceux qui, à côté de lui, exercent d'une façon quelconque l'art de guérir. Il nous faut toutefois examiner la situation faite au pharmacien en particuler par l'art. 378.

§ 1er. *Pharmaciens.*

Le pharmacien ne reçoit pas, en général, de confidences directes. C'est à titre d'intermédiaire entre le malade et le médecin, et par la consultation écrite que rédige celui-ci, qu'il est mis le plus souvent au courant des secrets concernant son client. Il est évident, dès lors, que tout ce qu'il apprend par cette voie doit être considéré par lui comme un secret au sens où l'entend l'art. 378, et il en résulte qu'il est tenu de n'en rendre compte à personne.

On a même soutenu, à propos de la prescription du médecin, qu'elle est une sorte de correspondance entre le praticien qui la rédige et le pharmacien qui l'exécute, en ce sens qu'elle n'a qu'un but, c'est d'indiquer à ce dernier les médicaments qu'il devra remettre à celui qui la lui présente et la manière dont il devra les préparer. On en conclut, que le pharmacien, à qui elle est destinée, ne devra jamais s'en dessaisir, la pratique contraire étant illégale et dangereuse pour la santé publique. Bien que cette question nous semble être un peu en dehors du secret médical, nous l'examinerons brièvement.

Que la restitution de l'ordonnance au client puisse être la source de quelques abus, c'est un fait certain ; un individu, à qui sa prescription est rendue, pourra, grâce à elle et en la faisant exécuter successivement dans diverses officines, se procurer en grande quantité un médicament dont il ne devait faire usage qu'à petites doses. Mais le pharmacien, à qui une ordonnance est présentée, encourt une responsabilité légale assez lourde pour employer tous les moyens pratiques de parer cet inconvénient. Dans tous les cas, ces abus possibles ne l'autoriseraient pas à conserver une ordonnance qu'il aurait exécutée.Celle-ci appartient, selon nous, au malade à qui le médecin l'a remise.

Le malade n'a-t-il pas besoin d'avoir sous les yeux la consultation écrite de son médecin pour suivre, sans se tromper, le régime qu'elle lui indique. De plus, si la même médication doit être continuée un certain temps, il est nécessaire qu'il puisse, sans recourir de ce chef au médecin, se procurer les médicaments dont il a besoin et présenter, à cet effet, l'ordonnance à tel pharmacien qu'il voudra ; or il se pourra que ce pharmacien ne soit plus le même que précédemment. Enfin pourquoi les règlements de police obligeraient-ils les pharmaciens tenant officine à transcrire sur un registre *ad hoc* la copie des prescriptions médicales qu'ils exécutent, s'ils devaient en conserver l'original.

Si l'ordonnance du médecin peut être, à certains égards, révélatrice pour le pharmacien qui la prépare, quels renseignements celui-ci ne peut-il pas tirer des analyses biologiques qu'il est appelé à faire pour le compte de ses clients! C'est par elles surtout qu'il sera mis au courant de l'état de santé d'un malade et qu'il entrera dans son intimité. Bien souvent ces analyses lui sont demandées par des inconnus, qui se gardent de lui divulguer l'usage qu'ils comptent en faire. Sans doute le pharmacien sera à l'abri de tout reproche légal, s'il se borne à faire connaître le résultat de ses recherches à ceux-là seuls, qui les lui ont réclamées ; mais, pour être irréprochable au point de vue de la loi pénale, sa trop grande franchise ne risquera-t-elle pas d'être la source de drames intimes qu'un peu de dissimulation eût évités.

Un individu marié se soupçonne infécond — nous empruntons cet exemple au docteur Langlebert — il sollicite d'un pharmacien une analyse micrographique qui le renseigne. Admettons que les résultats de l'analyse confirment ses soupçons, l'observateur va-t-il, dans tous les cas et sans précautions, les faire connaître à son client ? S'il le connaît de longue date, s'il a la certitude que sa femme n'est pas actuellement enceinte, il pourra tout avouer sans inconvénients, d'autant mieux qu'il lui est toujours loisible de réserver l'avenir et de donner à l'intéressé l'espoir d'une guérison prochaine. Mais si le mari qui a fait appel à sa science est pour lui un inconnu, si sachant sa femme enceinte il n'est venu trouver l'homme de l'art que pour s'entendre confirmer les craintes qu'il avait d'être trompé par elle, quelles tristes conséquences pourraient avoir une trop grande franchise ! Aussi, en semblable occurrence, le pharmacien fera bien, selon le conseil du docteur Langlebert, de se convaincre que toute vérité n'est pas bonne à dire et qu'il est des cas où « le mensonge devient presque une vertu. »

§ 2. *Aides et auxiliaires des médecins, etc.*

L'article 378, après avoir obligé au secret toutes les professions se rattachant à l'art médical, impose le même devoir à « toutes autres personnes dépositaires par état ou profession des secrets qu'on leur confie ». Y a-t-il lieu de comprendre parmi ces personnes, que la loi ne détermine pas, les aides et auxiliaires de ceux qui exercent l'art de guérir ?

Dans un arrêt du 8 décembre 1864, la Cour de cassation a résolu la question par la négative. « Attendu, a-t-elle déclaré, que les dispositions restrictives de l'art. 378 ne sauraient être étendues à ceux qui, sous la direction d'un médecin, sont appelés accidentellement à soigner un malade ». S'il en est ainsi, le médecin peut aisément s'adjoindre un aide et éluder la loi qui l'oblige au silence, cet aide pouvant, en toute sécurité, révéler ce que le médecin a le devoir de taire. Alors la garantie donnée au malade par le législateur deviendrait à peu près illusoire, surtout pour les malades soignés dans les hopitaux. Ceux-ci, qui sont exposés aux indiscrétions de la pancarte accrochée à leur lit par l'administration, n'ont-ils pas tout au moins le droit de compter sur la discrétion de l'interne ou des élèves du service qui, bien que pourvus d'un diplôme sont appelés à les traiter.

Il nous semble plus logique d'admettre qu'un élève en

médecine ou en pharmacie, lorsqu'un médecin ou un pharmacien se l'est adjoint dans l'exercice de sa profession, doit être classé, en raison même des fonctions qu'il est appelé à exercer, dans la catégorie des confidents nécessaires. Il est l'aide indispensable du médecin ou du pharmacien, et le malade se trouve dans l'obligation de lui faire les mêmes confidences qu'à ceux-ci.

Cette solution ne nous paraît pas d'ailleurs aller au delà des termes de la loi, et c'est celle qu'a admise le Code pénal allemand, dont l'art. 300 est ainsi conçu : « Seront puni d'une amende jusqu'à..... les avoués, avocats, notaires, défenseurs en matière pénale, médecins, pharmaciens, chirurgiens, sages-femmes, ainsi que les aides de ces personnes ».

§ 3. *Complices.*

Les dispositions de l'art. 378 ne sont pas seulement applicables à ceux qui, dépositaires par état ou profession des secrets d'autrui, ont révélé ces secrets, elles le sont encore, en vertu de l'art. 59, C. P., à tous ceux qui se sont faits les complices du révélateur, soit en provoquant celui-ci à la révélation, soit en lui prêtant leur concours dans les faits qui ont consommé le délit, pourvu d'ailleurs que cette provocation et ce concours rentrent dans l'un des modes énumérés par l'art. 60

C'est ainsi que la Cour de cassation a jugé que les promesses ou dons, qui ont déterminé une personne, astreinte au secret professionnel, à commettre des indiscrétions intéressées justifient suffisamment la condamnation de l'auteur de ces promesses et dons comme complices du délit prévu par l'art. 378 (Affaire Lebas-Mary Rainaud, D. P. 86, 1, 475).

De même, le tribunal correctionnel de la Seine, par jugement du 11 mars 1885 (Affaire Watelet-Bastien Lepage), a décidé qu'il y avait complicité, selon les termes de l'art. 60 C. Pén., dans le fait par un journal d'ouvrir ses colonnes à la lettre d'un médecin révélant un certain nombre de faits confidentiels, qui intéressaient l'un de ses clients.

Toutefois, lorsque l'on considère que la révélation du

fait confidentiel, faite à une personne isolée, lui enlève le caractère de secret qu'il avait jusque là et soumet le révélateur aux peines édictées par l'art. 378, on peut être tenté de critiquer la décision rendue par les juges de la Seine dans l'espèce qui leur était soumise. Le journal, peut-on dire, n'a participé à aucune des phases du délit reproché au docteur Watelet ; il n'a pas provoqué celui-ci à le commettre, pas plus qu'il ne l'a aidé dans sa consommation. En publiant dans ses colonnes la lettre qu'il avait reçue du docteur, il s'est borné à mettre le public au courant des indiscrétions dont il avait été le seul confident et il a permis ainsi au ministère public de connaître le coupable et de requérir contre lui l'application de la loi.

Mais si l'on envisageait de cette façon le rôle joué par le journal, on aurait, selon nous, le tort de s'en tenir aux apparences et de ne pas pénétrer jusqu'au fond des choses.

Bien qu'il puisse paraître étrange de voir appliquer l'art. 378 à un journaliste dont c'est le métier d'alimenter la curiosité publique, bien que secret professionnel et reportage soient deux mots qu'on s'étonne de trouver ensemble, il faut reconnaître que dans l'affaire Watelet le journal le *Matin* mis en cause avait été lié d'une façon directe à la consommation du délit, et que dès lors il devait encourir les peines édictées par la loi contre les complices.

Quand en effet l'on examine de près l'espèce particulière que nous étudions, on s'aperçoit aisément que le docteur Watelet s'était rendu coupable d'un double délit. La lettre écrite au journal constituait une première violation de l'art. 378, par ce seul fait qu'elle mettait un tiers au courant de confidences destinées à rester secrètes ; la publication de cette lettre par le journal destinataire, conformément aux intentions de son auteur, était à son tour une nouvelle infraction à la loi pénale, succédant à la première et tombant comme elle sous le coup de l'article précité. Le docteur Watelet avait à répondre devant la justice de ce double délit ; quant au journal il s'était fait volontairement le complice du second, dans le sens que le Code donne à ce mot, puisque ce dernier délit n'aurait pu se commettre, s'il ne s'était pas fait l'auxiliaire de l'auteur principal dans son exécution.

Il en serait autrement, à notre avis, et les peines de la complicité ne seraient plus applicables au tiers révélateur, au cas où celui-ci se serait fait l'écho vis à vis du public des indiscrétions commises devant lui par un médecin au cours d'une conversation.

Il se peut, en effet, que, dans le seul but d'intéresser la galerie, un médecin s'explique, au milieu d'un petit cercle d'intimes, sur des faits confidentiels intéressant l'un de ses clients, personnage en vue, par exemple. Il compte naturellement sur la discrétion de ceux qui l'écoutent, mais l'évènement trompe son attente et il arrive qu'un journal, mis au courant de la conversation, la reproduit dans ses colonnes, au profit de ses lecteurs, et lui donne ainsi une publicité contraire aux intentions de celui qui l'a tenue.

Il est hors de doute qu'en pareille hypothèse le méde cin révélateur devra subir toutes les conséquences pénales de l'indiscrétion qu'il a eu le tort de commettre, mais nous ne croyons pas que le journal, qui a recueilli et publié, sans même qu'il s'en doute, ses indiscrétions, puisse à son tour être poursuivi, comme complice, en vertu de l'art. 378, car ici il n'est plus vrai de dire qu'il ait participé à l'une des phases du délit. Son rôle s'est en réalité borné à en révéler l'existence.

En définitive, hors le cas de complicité par dons ou promesses ou par assistance dans sa consommation, une personne étrangère à la profession médicale, ne peut être reconnue coupable du délit prévu par l'art. 378. Cette solution doit être admise, à notre avis, non seulement dans les cas où cette personne a été mise au courant des faits qu'elle a divulgués par l'indiscrétion même du médecin, mais encore, comme le fait observer M. Muteau, « lorsqu'elle en a eu connaissance involontairement « et par l'effet du hasard ou volontairement par l'effet « d'une surprise directe et personnelle. » Il y aurait lieu de décider ainsi, même dans l'hypothèse où la surprise des faits confidentiels ne serait due qu'à des manœuvres frauduleuses : par exemple si l'individu qui les a révélés n'en devait la connaissance que pour avoir pris la fausse qualité de médecin. C'est au client à se mettre sur ses gardes et à ne livrer ses secrets qu'à ceux-là seuls qui ont qualité pour les recevoir.

CHAPITRE II

PRINCIPE ET ÉLÉMENTS CONSTITUTIFS DU SECRET MÉDICAL.

§ 1er Principe du secret médical.

Il y a deux manières d'expliquer l'art. 378 : d'une part, on peut le considérer comme une institution d'ordre public, qu'aucune autre disposition légale n'a le pouvoir de faire fléchir ; d'autre part, tout en réservant l'intérêt d'ordre public, il semble permis de n'y voir que la sanction d'une convention librement intervenue entre le médecin et son client, convention d'où dérive pour celui-ci le droit qu'il a d'exiger le silence du praticien auquel il s'est confié.

D'après l'opinion qui semble prévaloir aujourd'hui, la principale, presque la seule raison d'être de notre article, c'est que l'indiscrétion, dont le médecin se rend coupable, constitue un danger public, indépendamment des conséquences fâcheuses qu'elle peut avoir pour la personne dont le secret est trahi. La profession médicale est, dit-on, l'une de celles sur lesquelles la société s'appuie ;

il est nécessaire en conséquence que la société puisse avoir une entière confiance en ceux qui exercent cette profession. Permettre au médecin de révéler les secrets de ses malades, c'est diminuer d'autant la confiance qu'il doit inspirer, c'est souvent courir la chance qu'un malade préfère se taire, à ses risques et périls, plutôt que de guérir d'un mal qu'il a intérêt à cacher. En un mot, le secret médical est avant tout, dans cette opinion, une sauvegarde pour la santé publique.

Dès qu'on met ainsi l'utilité sociale au premier plan, le secret médical apparaît comme une règle impérative et absolue dont l'homme de l'art n'a jamais le droit de se départir. Cette règle s'impose à lui en toute circonstance ; elle s'impose au malade lui-même, en ce sens que celui-ci, y trouvât-il quelque intérêt, n'a pas le droit de relever son médecin du silence. Même s'il parle, après y avoir été autorisé, le médecin n'encourra pas moins toutes les rigueurs de la loi.

Si enfin un conflit s'élève entre l'art. 378 du Code pénal et d'autres textes non moins impératifs, et s'il résulte de là deux obligations contradictoires, le médecin devra remplir les devoirs que la loi lui impose, comme à tout citoyen, seulement dans la mesure où ces devoirs lui paraissent compatibles avec le secret auquel il est astreint. En résumé, le *silence quand même et toujours,* telle est la conclusion logique de l'opinion dominante, et nous devons constater que le corps médical accorde ses préférences à ce système. Il y a de la part des médecins en général une tendance marquée à s'exagérer les devoirs et les obligations qu'engendre l'art. 378, et ceux-là sont rares qui ont à répondre devant les tribunaux d'une indiscrétion commise.

Il est peut être téméraire de s'attaquer à une opinion qui compte pour la défendre des autorités considérables. A notre avis cependant, tout en reconnaissant l'intérêt social qui s'attache à la prohibition inscrite dans l'art. 378, on peut chercher des limites à cette prohibition et ne pas lui donner plus d'importance qu'elle n'en a eue dans la pensée de ceux qui l'ont édictée. Le secret absolu, tel que le voudrait les plus rigides, est peut être un idéal auquel doivent s'efforcer d'atteindre les praticiens épris d'une haute morale professionnelle, mais le secret ainsi compris se plie mal aux difficultés de la pratique journalière et — c'est là surtout ce que nous avons à considérer — il n'est pas démontré que cet absolutisme soit l'unique solution à laquelle conduit l'interprétation des textes de la loi positive.

M. Muteau, l'un de ceux qui ont défendu avec le plus d'autorité le système du secret *quand même et toujours*, fait observer, dans sa savante étude sur le secret professionnel, qu'il importe de ne pas perdre de vue que le délit de révélation de secrets est, comme d'ailleurs tout délit, la violation d'un devoir écrit dans la loi pénale et non pas la violation d'un droit existant chez la victime de la révélation. Le médecin doit se taire par ce seul motif que l'art. 378 le lui commande et alors même que l'auteur des confidences l'a laissé libre de divulguer tout ce qu'il a appris.

Sans doute, le Code pénal a érigé en délit la violation du secret professionnel, mais dans quelles conditions ? et pour que le délit existe ne faut-il pas que cette violation lèse un droit préexistant chez celui qui en est la victime ? Ce droit de l'un n'est-il pas l'unique raison d'être du silence auquel l'autre est tenu ; et quand ce droit au silence n'existe pas pour le client, ne s'en suit-il pas que le devoir de se taire n'existe pas davantage pour le médecin et que dès lors il ne peut être question d'appliquer la sanction pénale qui en garantissait la stricte observation.

Il est possible, à notre avis, de s'expliquer le secret médical sans faire intervenir, en première ligne, son utilité sociale. Si l'on examine en effet les choses de près, on arrive à douter que l'intérêt public soit le premier visé en cette matière.

Telle que nous la comprenons, l'obligation pour le médecin de ne point révéler ce que son client lui a fait connaître sous le sceau du secret résulte, en dehors de toute prescription de la loi pénale, d'un engagement qu'il a pris vis-à-vis de celui-ci, lorsqu'il a consenti à lui prêter le secours de son art. Il n'est pas douteux en effet, quelque nom qu'on lui donne, mandat ou louage de services, qu'un contrat lie le médecin à son malade. Ce contrat est la source d'obligations réciproques ; le médecin, pour sa part, s'oblige à donner ses soins au client qui les réclame et il se met, par ce fait même, dans la nécessité de recevoir de lui un certain nombre de confidences sur ses habitudes, sur son genre de vie, soit même sur ses antécédents de famille. Dans la pensée du client qui les fait, ces confidences ont pour but unique d'aider à sa guérison en renseignant l'homme de l'art. Ce dernier à son tour n'ignore pas en les recevant qu'il n'a pas le droit de s'en servir autrement que pour remplir la mission, qui lui a été confiée et qu'il a d'ailleurs librement acceptée. On s'accorde donc de part et d'autre pour tenir secrètes les révélations faites au cours de la visite médicale ; il en résulte que le médecin, en se taisant sur leur compte, obéit moins à un devoir essentiel à sa profession, et que la loi pénale lui impose comme tel, qu'il ne remplit une des clauses du contrat particulier intervenu entre son malade et lui.

Lorsque l'on envisage sous cet aspect le secret médical, on n'a pas de peine à reconnaitre qu'avant d'être une institution d'ordre public, il constitue une sauvegarde pour le client, qui en a stipulé l'observation à son profit, et on en déduit cette conséquence que celui-ci est le maître de relever ou non le médecin d'une obligation que sa seule volonté lui a imposée. Que s'il l'en relève le médecin aura toute liberté pour parler sans encourir en aucune façon les peines édictées par l'article 378 contre les confidents indiscrets.

Enfin, il est une dernière considération qui permet de douter que la société est intéressée au même titre que le client lui même au silence du médecin, c'est que dans beaucoup de circonstances, lorsqu'il s'agit de maladies épidémiques, par exemple, il est aussi facile d'invoquer l'utilité sociale pour conclure à la violation par le médecin du secret médical que de s'en faire une arme pour réclamer son observation rigoureuse. Cet argument d'ordre public, qu'on peut faire valoir ainsi de part et d'autre, a-t-il dès lors toute la valeur qu'on prétend lui donner dans l'opinion que nous combattons ?

Si, comme nous le pensons, l'obligation au secret a sa source dans un contrat particulier librement intervenu entre le médecin et son client, il nous reste à expliquer pourquoi la loi pénale est venue donner une sanction à ce contrat. La raison en est que l'inexécution par le médecin de l'obligation, à laquelle il est tenu vis-à-vis de son malade, ne porterait pas seulement atteinte au droit individuel de celui-ci, mais encore que le manquement à la promesse donnée de garder le silence léserait la société toute entière, en diminuant dans une certaine mesure la confiance qui doit environner la profession médicale.

En raison même de sa profession, le médecin se met dans la nécessité d'être le dépositaire des secrets de famille. Or il importe à la société qu'il soit le gardien fidèle de ces dépôts dont il a accepté la garde. Si, sans y être contraint et quand l'engagement qu'il a pris de se taire est licite, il manque à la parole donnée, la société lésée a le droit de lui demander compte et le devoir de le punir de cette trahison. C'est à ce point de vue et dans cette limite seulement qu'il est vrai de dire, selon nous, que l'ordre public est intéressé à la conservation du secret médical.

En définitive, le point essentiel pour la société, c'est que le contrat, origine de l'obligation au secret, reçoive son exécution, quand il a été conclu. Mais sur les points, où les deux parties en présence n'ont pas voulu ou n'ont pas pu s'obliger, il n'importe nullement au corps social qu'un contrat intervienne.

§ 2. Eléments constitutifs du secret médical.

Après avoir posé ainsi « le principe » de l'art. 378, nous devons déterminer sa portée, en recherchant à quelles conditions les faits venus à la connaissance du médecin constitueront pour lui un secret au sens de cet article.

M. Dalloz, s'attachant surtout à la place qu'occupe notre texte dans le Code, pense qu'il ne faut qualifier de secrets que les particularités dont la révélation est de nature à porter atteinte à l'honneur ou à la réputation du client. Cette opinion, qui semble s'être inspirée du *quæ in vulgus efferi non decet* relevé dans le serment d'Hippocrate restreint à certaines catégories de maladies l'application de l'art. 378, sans que rien dans le texte autorise une pareille interprétation.

D'après M. le professeur Brouardel il y a, dans la plupart des cas, trois éléments principaux, qui constituent le secret médical : 1° la nature de la maladie ; 2° l'avenir, le pronostic de celle-ci ; 3° les circonstances de fait qui l'accompagnent. M. Brouardel ajoute que, d'après lui, le silence doit toujours être gardé, même lorsqu'il s'agit de maladies n'ayant rien de secret ; car c'est à cette condition seule que le silence ne sera jamais interprété dans un sens défavorable. Ce dernier point de vue est tout spécial et le législateur ne semble pas l'avoir envisagé ;

c'est ce qui fait que nous n'avons pas à nous y arrêter ici.

La jurisprudence enfin, dans le cas particulier du témoignage en justice, exige du médecin, pour le dispenser de déposer, l'affirmation que les faits sur lesquels il est appelé à s'expliquer lui ont été confiés sous le sceau du secret ou que ces faits sont par leur nature même confidentiels. « Attendu, dit la Cour d'assises de la Guadeloupe, dans un « arrêt souvent cité (affaire du Dr St-Pair) que tout ci- « toyen doit fournir à la justice les renseignements de « nature à faire connaître la vérité... Attendu que ce « principe général ne reçoit d'exception, en ce qui con- « cerne les médecins, que lorsque les questions auxquel- « les ils sont appelés à répondre touchent à des faits con- « fidentiels soit par leur nature, soit par la volonté des « parties ».

A son tour la Cour de cassation, appelée à se prononcer dans la même affaire, pose en principe que tout citoyen doit la vérité à la justice.... Qu'aucune profession ne dispense de cette obligation d'une façon absolue.... ; qu'il ne suffit donc pas à celui qui exerce une de ces professions (celles énumérées dans l'art. 378) d'alléguer que c'est dans l'exercice de sa profession que le fait, sur lequel sa déposition est requise, est venu à sa connaissance, mais qu'il en est autrement lorsque ce fait lui a été confié sous le sceau du secret, auquel il est astreint en raison de sa profession.

Quant à nous qui voyons dans le secret médical une

obligation contractuelle, nous estimons qu'il n'est pas possible de dire *a priori* quelles maladies relèveront du secret professionnel et quelles autres n'en relèveront pas. Les faits venus à la connaissance de l'homme de l'art, quels qu'ils soient, auront ou n'auront pas un caractère confidentiel suivant que la volonté exprimée ou sous-entendue du client, qui les lui a livrés, se sera manifestée à cet égard dans un sens ou dans l'autre. « La personnalité abstraite du médecin ne fait pas le secret médical, remarque M. le Docteur Berthenoux, mais la volonté du client ».

D'ailleurs, ce serait aller souvent contre l'intention du malade que de considérer exclusivement, selon l'avis de M. Dalloz, la nature du mal pour conclure de là que le médecin pourra parler ou devra se taire. Il peut arriver qu'une affection, dont la révélation serait en général insignifiante, exige la discrétion la plus absolue en raison même de la personnalité de celui qui en est atteint. Citons, à titre d'exemple, le cas du mécanicien d'une Compagnie de chemins de fer qui, affecté de daltonisme, fait connaître sa profession au médecin qui le soigne. Certes ce mal n'a rien d'inavouable; mais ici le secret ne s'impose-t-il pas impérieusement au médécin traitant par suite de la situation particulière du client. La migraine elle-même, ce mal honnête, s'il en fut, mais dont les accès fréquents sont une cause d'interruption de travail, peut constituer un secret médical, en raison même du métier qu'exerce celui qui en souffre. Un individu, qui désire entrer dans une maison comme domestique, aura un intérêt direct à ce que ceux qui vont l'employer ne sachent pas qu'il est sujet à cette indisposition. Ce dernier exemple a même sur le précédent, au point de vue où nous nous plaçons, cet avantage que l'intérêt d'ordre public n'entrera jamais en ligne pour obliger le confident à la révélation. Par contre, certaines maladies spécifiques, que l'on qualifie dans le public de honteuses ou de secrètes, ne devront pas être regardées par le médecin traitant comme motivant le secret, si le patient veut que son mal soit divulgué. Ainsi une nourrice infectée de syphilis, contractée en allaitant un nouveau-né, n'a souvent pour but en consultant un praticien que de faire constater publiquement par celui-ci la nature de son mal, de telle sorte que cette révélation l'aide à demander une réparation aux parents du nourrisson qui l'a contaminée.

Mais en admettant que le secret médical soit constitué par la seule volonté du client, que décider dans le cas où celui-ci aura négligé de faire connaître son intention au médecin ou quand cette intention sera resté douteuse ? Quelle conduite devra tenir le médecin ? Pourra-t-il sans danger se permettre une indiscrétion, et alléguer au besoin pour sa défense que le secret ne lui a pas été expressément demandé ? Pourra-t-il prétendre que rien dans la maladie n'était de nature à lui faire prévoir l'intérêt que son client pouvait attacher à son silence?

A notre avis, en pareille circonstance, le médecin doit s'inspirer de ce principe que la discrétion est toujours une des obligations dérivant de la nature même du contrat qui le lie à son client. C'est pour ainsi dire une clause d'usage qui, même non formellement exprimée, n'en existe pas moins et que le praticien a le devoir de remplir, s'il veut sauvegarder sa responsabilité vis-à-vis de celui envers qui il s'est engagé.

Dernier point à examiner : Faut-il ranger parmi les secrets, dont la révélation tombe sous le coup de l'art. 378, toutes les confidences dont le médecin aura eu connaissance dans l'exercice de sa profession ? Ou bien qualifiera-t-on ainsi celles-là seulement qu'il lui était nécessaire d'apprendre pour faciliter la guérison du malade, ou tout au moins celles qui offrent un rapport quelconque avec la maladie dont il souffre ?

Domat disait : « Comme les médecins, les chirurgiens « et les apothicaires ont souvent des occasions où les « secrets des malades ou de leurs familles leur sont dé« couverts, soit par la confiance que l'on peut avoir « en eux, ou par les conjonctures qui rendent leur pré« sence nécessaire dans le temps où l'on traite d'affaires « ou autres choses qui demandent le secret, c'est un de « leurs devoirs de ne pas abuser de la confiance qu'on « leur a faite et de garder exactement et fidèlement le « secret des choses qui sont venues à leur connaissance « et qui doivent rester secrètes. »

Ce passage de Domat n'est que la paraphrase de la formule célèbre d'Hippocrate ; le médecin est tenu au silence sur toutes les choses qu'il voit, apprend ou devine dans les maisons où sa profession l'appelle. Or nous ne croyons pas que l'art. 378 de notre Code pénal doive être entendu d'une façon aussi absolue.

Le secret médical est avant tout un secret professionnel. Pour que le malade puisse raisonnablement compter sur cette garantie, il faut que les confidences directes ou indirectes faites par lui à son médecin aient été tout au moins rendues indispensables par la mission que ce dernier avait à remplir auprès de lui. Le médecin n'est tenu au silence par l'art. 378 qu'autant qu'il est un confident nécessaire, et en général il n'a cette qualité que pour les choses se rapportant à son art. Quant au reste, il nous semble que s'il peut être moralement tenu à la discrétion, il n'est le plus souvent astreint à aucune obligation légale.

Ainsi nous admettons bien que le médecin, appelé au lit d'un malade, doive considérer comme un secret, au sens qu'a ce mot dans l'art. 378, tout ce que lui révèle l'examen du patient en dehors du cas spécial pour lequel on l'a mandé. Cette solution s'impose, à notre avis, même à l'égard des faits qu'on s'est efforcé de lui dissimuler et dont il ne doit la connaissance qu'à ses propres lumières et à son flair de praticien. Voici par exemple un individu qui a tenté de s'empoisonner, la mort tarde à venir et l'instinct de la conservation reprenant le dessus, il fait mander un médecin pour arrêter les effets du poison, mais il se garde de lui avouer qu'il en a absorbé pour se détruire. A l'entendre, le malaise dont il souffre l'a pris subitement après son repas et il ne s'en explique pas les causes. L'homme de l'art, un instant dérouté par les fausses confidences de son malade, finit par découvrir chez lui tous les symptômes d'un empoisonnement par l'arsenic (liqueur de Fowler). Prétendra-t-on que cette tentative de suicide, qu'il n'a découverte qu'avec le seul secours de sa science et sans que son malade lui en fasse confidence, ne constitue pas pour lui un secret médical ?

Quant aux choses d'un ordre extra-médical que le médecin vient à connaître, d'une façon quelconque, grâce à la facilité d'accès qu'il a près de son malade, nous ne pensons pas qu'elles doivent, en toutes circonstances, revêtir les caractères d'un secret. Il faut, selon nous, distinguer à cet égard si le médecin était dans la nécessité de les voir ou de les entendre ou si elles se sont passées devant lui alors qu'il n'était pas nécessaire qu'elles aient lieu en sa présence. Reprenons l'exemple du suicide. Un commissaire de police a été appelé pour constater à domicile le décès d'un individu qui s'est asphyxié ; celui-ci respire encore et le magistrat mande en hâte un médecin dans l'espoir de rappeler le malheureux à la vie. Le médecin se présente et, pendant qu'il prodigue ses soins à la victime, l'enquête de police sur les causes du suicide se poursuit ; il se trouve ainsi mis au courant des motifs qui ont poussé à se détruire celui auprès duquel on l'a fait venir. Pourra-t-il divulguer les faits qu'il a appris par l'enquête, en alléguant qu'ils n'ont aucun rapport direct avec la mission qu'il avait à remplir ? Nous ne le pensons pas, car ces faits ont dû, en raison des circonstances mêmes, se passer devant lui et dans un moment où sa présence était nécessaire.

Mais nous serions d'un avis tout différent dans l'espèce suivante : Un jeune homme est retenu au lit par un malaise passager, il appelle un médecin et lui recommande de le soumettre à un régime énergique, qui le remette sur pieds au plus vite. Il doit, lui dit-il, contracter mariage dans quelques jours, et il a hâte que l'union soit conclue, car il compte sur la dot de la jeune fille qu'il épouse pour éteindre des dettes de jeunesse, qu'il a réussi jusqu'ici à dissimuler à ses futurs beaux-parents. Il craint qu'une remise du mariage ne permette à ceux-ci de se renseigner plus amplement sur son compte, et que, mis au courant de sa situation, ils ne rompent l'union projetée. Le médecin pourra, à notre avis, s'il se trouve par hasard connaître la famille de la jeune fille, rapporter à celle-ci les propos que lui a tenus le jeune homme au cours de sa visite, car on ne peut plus dire ici que la mission dont il était chargé par son client le mettait dans la nécessité de les entendre.

En résumé, pour ce qui concerne les faits qui n'ont pas un rapport direct avec la mission que le médecin est venu remplir au domicile de son client, il n'est pas possible de poser une règle identique et absolue ; il convient, croyons-nous, de s'en rapporter aux circonstances particulières à chaque espèce pour décider s'ils doivent être ou non couverts par le secret professionnel, tel que l'entend l'article 378.

CHAPITRE III.

DE LA RÉVÉLATION.

La révélation du secret est l'acte coupable que punit la loi ; il convient donc de rechercher à quelles conditions cet acte revêtira le caractère d'un délit et tombera comme tel sous le coup de l'art. 378. Nous passerons en revue à cette occasion les principales espèces de la pratique médicale qui donne à la question tout son intérêt.

§ 1er. *Intention de nuire.*

Tout d'abord l'intention de nuire, chez le révélateur, est-elle une des conditions essentielles à l'existence du délit de révélation de secrets ? Ou bien suffit-il que la révélation se soit produite sans qu'il y ait lieu de s'arrêter aux mobiles qui ont déterminé le révélateur ?

D'après M. Rauter, le délit prévu par l'art. 378 rentre dans la catégorie des infractions pour lesquelles l'imprudence ou la légèreté de l'agent, en dehors de toute intention de nuire, ont paru suffisantes au législateur pour motiver l'application d'une peine. La culpabilité du médecin sera établie par le seul fait qu'il aura volontairement violé le dépôt dont il avait la garde ; peu importe qu'il n'ait pas eu l'intention de nuire à celui dont la confiance est trahie ; il suffit « qu'il ait voulu nuire au dépôt ».

MM. Chauveau et F. Hélie rejettent cette opinion de M. Rauter comme contraire aux principes généraux de la loi pénale. A leur avis : « la volonté, considérée comme un élément du délit, renferme essentiellement l'intention de nuire ; que si l'on fait abstraction de cette intention, il ne reste plus qu'un fait matériel, préjudiciable sans doute, mais dépouillé de la criminalité qui seule le rend punissable. Ce sont là les règles du droit commun et l'art. 378 n'y a pas dérogé ».

Le délit de révélation n'est, selon eux, qu'une sorte de diffamation, et de même qu'il ne peut y avoir diffamation, ni injure sans la volonté de diffamer ou d'injurier, de même le délit de révélation de secrets ne peut exister sans l'intention de nuire.

Après avoir invoqué le droit commun à l'appui de leur théorie, MM. Chauveau et Hélie s'empressent de l'abandonner en déclarant que le seul fait de la révélation fera présumer l'intention de nuire, constitutive du délit, et qu'il appartiendra au révélateur de prouver qu'il n'avait pas cette intention, M. Hémar, qui se range à leur système, reste plus fidèle aux principes dont il se réclame, en laissant toujours la preuve de l'intention à la charge de la prévention.

Après avoir pendant longtemps décidé que l'art. 378, en raison même de sa place dans le Code, avait pour but unique de punir les révélations inspirées par la méchanceté et le dessein de diffamer ou de nuire, la jurisprudence a fini par s'inspirer de la théorie émise par M. Rauter. C'est à l'occasion de l'affaire Watelet, un des médecins traitants du célèbre peintre Bastien Lepage, que la Cour de cassation, devant qui le médecin s'était pourvu contre un arrêt confirmatif d'un jugement du tribunal correctionnel, est entrée dans cette voie nouvelle. Voici l'exposé sommaire des faits :

S'estimant blessé dans sa dignité professionnelle par un article du journal *le Voltaire*, le docteur Watelet adressa au journal *Le Matin*. pour se justifier des accusations dont il était l'objet, une lettre qui fut publiée par cette feuille. Dans cette lettre il expliquait tout au long la nature du mal qui avait enlevé Bastien Lepage. Certes son cas était des plus favorables, et la révélation qu'il s'était cru permise pouvait à ses yeux s'autoriser de l'interprétation de l'art. 378 jusqu'alors admise par la jurisprudence. Néanmoins il fut poursuivi d'office par le ministère public en vertu de ce même article.

Condamné en première instance et en appel, il se pourvut, mais sans plus de succès, devant la Cour de cassation

qui confirma purement et simplement les décisions précé-
« dentes « Attendu, dit la Cour, que cette disposition « (l'art. 378) est générale et absolue et qu'elle punit « toute révélation du secret professionnel, sans qu'il « soit nécessaire d'établir à la charge du révélateur l'in- « tention de nuire.

« Que le délit existe dès que la révélation a été faite avec connaissance, indépendamment de toute intention de nuire.

« Par ces motifs,

« Rejette, etc. »

On voit par cet arrêt du 18 décembre 1885 que la Cour suprême abandonnait nettement sa doctrine antérieure, et nous sommes d'avis que cette interprétation nouvelle de l'art. 378 est la seule vraiment conforme au texte. Cet article, comme l'a fait remarquer M. le conseiller Tanon, rapporteur, « n'affranchit le révélateur de la sanction pénale qu'il édicte qu'en un cas, celui où la loi l'oblige à se porter dénonciateur ». Il en résulte que toute révélation ne présentant pas le caractère d'une dénonciation commandée par la loi devient punissable, quelque recommandables que soient les motifs invoqués par son auteur.

Nous ajouterons que cette manière de voir est en parfaite harmonie avec le caractère d'obligation contractuelle que nous avons reconnu au secret médical. Le médecin est en faute par cela seul qu'il manque avec intention à l'engagement de se taire qu'il a pris vis-à-vis de son client, car il méconnaît ainsi le droit que celui-ci avait à son silence, et cette circonstance seule suffit pour que l'art. 378 lui soit applicable.

§ 2. *Notoriété des faits révélés.*

Le docteur Watelet ne s'était pas contenté d'invoquer pour sa défense l'absence de toute intention de nuire, il arguait en outre que la notoriété des faits révélés ôtait à leur révélation tout caractère délictueux. La Cour appelée à se prononcer sur ce moyen n'hésita pas à le rejeter comme le premier. « Attendu qu'il résulte de l'arrêt attaqué et du jugement dont l'arrêt a adopté les motifs, que Watelet, en adressant au journal *le Matin* sur les causes de la mort de Bastien-Lepage et les circonstances de sa dernière maladie une lettre destinée à la publicité et insérée conformément à ses intentions dans le numéro du 13 décembre, a révélé au public un ensemble de faits secrets par leur nature et dont il n'avait eu connaissance qu'à raison de sa profession.

Que par cette constatation souveraine de fait l'arrêt attaqué aurait suffisamment répondu aux articulations du demandeur, etc. »

Ainsi, d'après la Cour de cassation, la circonstance que les faits révélés sont déjà connus du public, n'empêche pas que l'art. 378 doive être appliqué au révélateur, si ces faits sont destinés par leur nature à rester secrets. Nous adhérons pleinement, à cette doctrine. La notoriété publique dont voudrait se prévaloir le médecin ne consiste souvent qu'en des rumeurs vagues, des on-dit que son témoignage vient confirmer. Il est donc certain que le silence s'impose toujours à lui et qu'en parlant il manque à son devoir.

Nous estimons qu'il en serait de même et que la même solution s'imposerait si d'une façon quelconque, à la suite d'un jugement par exemple, les faits, objets de la confidence, étaient tombés dans le domaine public. De même que pour révéler les aveux de son client qui a nié jusqu'au bout sa culpabilité, un avocat ne pourrait se prévaloir de ce que les faits à lui confiés ont été rendus publics par la sentence le condamnant, de même, le médecin ne serait pas autorisé à révéler une maladie honteuse de son client, au cas où un jugement en aurait pris acte pour prononcer contre lui la séparation de corps ou le divorce que demandait son conjoint. Le silence, qu'il s'est engagé à garder, doit être observé aussi longtemps que celui qui l'a stipulé ne l'en a pas relevé.

Nous ne voyons qu'une hypothèse où la révélation pourrait s'autoriser de la publicité donnée aux faits connus à raison de la profession ; c'est au cas où cette publicité résulterait du consentement même du principal intéressé. Il est évident en effet, pour prendre un exemple courant, que des duellistes, dont la rencontre a été annoncée à grand renfort de presse, et de qui les journaux ont reçu un procès-verbal où se trouvent racontées toutes les péripéties de la lutte et son issue, seraient peu fondés à reprocher aux médecins assistants de n'avoir pas gardé le silence sur une affaire largement ébruitée par les réclames dont on l'entoure. En pareil cas, le silence ferait à l'amour-propre des combattants une blessure plus douloureuse que l'égratignure provenant des armes.

§ 3. *Consentement donné à la révélation.*

Si nous sommes d'accord avec les partisans du secret absolu pour reconnaître que l'intention de nuire n'est plus une des conditions essentielles de l'existence du délit, nous nous séparons d'eux quand ils prétendent incriminer la révélation, alors même qu'elle se produit avec l'assentiment formel du client. Cette dernière solution est logique aux yeux de ceux qui voient dans le secret médical une institution d'ordre public au premier chef. Il est évident que dans ce système le client n'a pas qualité pour libérer le médecin d'une obligation qui s'impose à lui par la seule décision de la loi pénale, au profit de la société toute entière. Mais cette solution ne s'impose pas à ceux qui, comme nous, voient dans le secret médical une des obligations d'un contrat particulier, et qui mettent l'intérêt d'ordre public en cause, non pas pour réclamer dans tous les cas l'existence de ce contrat, mais pour en demander le respect, lorsqu'il existe par la volonté des parties.

Cette possibilité pour le confident nécessaire d'être délié par l'auteur même des confidences du secret auquel il est tenu est conforme à la tradition : « Le confesseur, dit Jousse, d'après *Farinaccius,* peut et doit révéler la confession lorsqu'il en a reçu la permission de son pénitent ».

Muyart de Vauglans s'exprime ainsi, à son tour, au sujet des confidents nécessaires : « La loi ne veut pas qu'on puisse les contraindre à déposer... quoiqu'ils puissent être appelés à le faire lorsqu'ils y sont provoqués par ceux dont ils ont le secret ».

Dans la pratique, la question se pose pour le médecin comme il suit : peut-il impunément, lorsque son client l'y autorise, donner des renseignements sur la santé de celui-ci à une Compagnie d'assurances sur la vie avec laquelle le client a l'intention de traiter ? A-t-il le droit de délivrer, dans un but quelconque, qu'on sera libre de ne pas lui faire connaître, un certificat médical au client qui le demande ?

1° *Assurances sur la vie.*

Les Compagnies d'Assurances sur la vie s'engagent en général à payer aux ayants droit de l'assuré, en échange d'une prime annuelle, un certain capital à l'époque de son décès. Elles ont donc un intérêt direct, pour se rendre compte des risques qu'elles courent et établir le montant de la prime, à être exactement renseignées sur la santé du candidat à l'assurance. Toutes les Compagnies s'adjoignent à cet effet un Conseil médical, qui examinera l'assuré avant la conclusion du contrat ; mais il en est un certain nombre qui ne se contentent pas des renseignements fournis par ce Conseil et qui exigent en outre de l'assuré qu'il produise sur ses antécédents et sur son état de santé un certificat de son propre médecin. Quelques unes mêmes stipulent dans leurs polices que le capital exigible au moment du décès ne sera payé qu'autant que le médecin traitant aura délivré un certificat sur les causes de la mort de son client.

Dans le cas d'assurances sur la vie le médecin traitant peut donc être sollicité de donner des renseignements sur un client à deux instants différents ; 1° lorsqu'il s'agit de conclure l'assurance ; 2° lorsqu'il y a lieu de délivrer un certificat *post mortem*. Peut-il le faire sans violer le secret médical ? C'est ce qu'il nous faut examiner.

Certaines sociétés médicales, notamment celle du 2e arrondissement de Paris et l'association des médecins de Toulouse, ont, après délibération, décidé que leurs membres ne devaient pas se faire à l'occasion les auxiliaires des Compagnies d'assurances, en fournissant à celles-ci des renseignements sur leurs malades. Il est évident que ces décisions, quel que soit le nombre de leurs adhérents, ne s'imposent à personne et qu'elles ont tout juste la valeur d'un simple conseil.

Nous ne nous attarderons pas à discuter si en prêtant son concours à une Compagnie d'assurances le médecin traitant, le médecin *familiaris*, comme l'appelle M. le professeur Brouardel, manque ou non à la dignité professionnelle ; ce point de vue, qui paraît avoir inspiré les résistances systématiques de certaines sociétés médicales, nous importe peu. Il nous suffit de constater que, dans la circonstance envisagée, ce médecin ne viole pas le secret médical, tel que nous le comprenons, puisqu'il en a été relevé par son client.

Parler lorsqu'on y est autorisé, sollicité même par celui qui a seul qualité pour vous imposer le silence, ce n'est trahir la confiance de personne, ni manquer à la foi jurée ; dès lors, nous n'apercevons pas les bases d'une incrimination.

D'ailleurs, l'assurance sur la vie est une opération bonne en soi ; pourquoi vouloir que l'homme de l'art s'en désintéresse toujours, si dans certains cas son intervention est de nature à faire obtenir à son client des conditions plus avantageuses ? Le médecin de la Compagnie, à qui quelques-uns voudraient laisser le soin de rédiger seul le rapport sur l'état de santé du futur assuré, se trouve être par sa situation même l'adversaire de celui-ci. Il a donc tout naturellement une tendance à exagérer à la Compagnie, dont il est l'homme, les risques qu'elle peut courir.

Par suite, il n'est pas mauvais, dans l'intérêt de l'assuré, que le médecin de la Compagnie ait un contradicteur ; et qui pourra mieux remplir cet office que le médecin particulier ? Que celui-ci parle donc si son client doit en retirer quelque avantage ; qu'il donne les renseignements demandés en avertissant son client qu'il va dire sur son compte toute la vérité. Mais il s'arrêtera dans cette voie au moment où les secrets, qu'on lui demande de révéler, n'appartiendront pas exclusivement à la personne qui l'a relevé du silence ; il devra se souvenir alors que d'autres intéressés ne l'ont pas autorisé à parler.

On voit que dans notre opinion le médecin traitant n'a pas à se préoccuper de l'art.378 ; il peut, à son gré, parler ou se taire, suivant que l'une ou l'autre de ces alternatives lui semble plus conforme aux intérêts de celui qui le sollicite.

On a fait à cette opinion, indépendamment des objections tirées de la loi pénale, un dernier reproche que nous devons discuter. Il vaut mieux, a-t-on dit, se conformer dans la pratique à la règle du silence absolu. Parler aujourd'hui pour se taire demain, c'est condamner à l'avance tous ceux sur le compte desquels on refuse de donner des renseignements.

Cette objection, qui a sa valeur, ne nous paraît pas sans réplique. Le nombre des médecins traitants, avec qui leurs opérations les mettent en rapport, est assez considérable pour que les Compagnies d'assurances se trouvent dans l'impossibilité de noter la règle de conduite particulière que chacun d'eux s'est imposée vis-à-vis d'elles. Dès lors il devient difficile, semble-t-il, à ces Compagnies d'interpréter pour ou contre un individu qui veut s'assurer le silence que leur oppose son médecin habituel.

En résumé, sur le terrain des assurances sur la vie, le médecin peut agir suivant les circonstances. Ici une seule règle s'impose à lui, c'est de ne jamais signer un certificat de complaisance. Règle absolue, car la dignité professionnelle et la morale, non moins que l'intérêt bien compris du client, interdisent au praticien de délivrer un certificat de cette nature.

Il nous reste à parler des certificats *post mortem* que les Compagnies réclament du médecin traitant, avant de remettre aux ayants-droit le montant de l'assurance. Nous avons dit qu'aux termes de certaines polices, la présentation de ce certificat est une des conditions que l'assuré ou ses ayants-cause s'engagent à remplir s'ils veulent être mis en possession du capital assuré. Par le fait même qu'il a accepté cette clause, l'assuré a sans nul doute consenti à ce que le certificat dont il s'agit fût délivré ; mais il peut arriver que le médecin le refuse, en se retranchant derrière le secret professionnel. Alors se pose la question de savoir, si les Compagnies pourront prendre prétexte de ce refus pour différer le paiement du capital.

Les tribunaux appelés à se prononcer ont résolu la question par la négative. Un jugement du tribunal du Hâvre du 30 juillet 1886 et un arrêt plus récent de la Cour d'appel de la Seine ont en effet repoussé cette prétention ; les Compagnies défenderesses ont été condamnées à solder la somme stipulée dans la police. Les motifs invoqués étaient les suivants : 1° Pour ce qui concerne le contrat d'assurance passé par le client, le médecin, n'étant qu'un tiers, ne peut être tenu de ce chef à aucune obligation ; 2° ceux au profit de qui l'assurance a été contractée doivent être considérés comme ayant rempli la condition qui s'imposait à eux, dès lors qu'ils ont fait tout ce qui était en leur pouvoir pour qu'elle s'accomplît (Art. 1175, C. c.).

Cette doctrine nous paraît inattaquable. Lorsqu'elle a

conclu ses traités, la Compagnie a dû prévoir le refus possible du médecin *familiaris* et tout ce qu'elle a pu exiger de l'assuré, c'est qu'il ferait tous ses efforts pour que ce refus ne se produisît pas.

Dans tout ce qui précède, nous n'avons pas eu à nous occuper du médecin de la Compagnie ; la raison en est que la question du secret médical ne se pose pas ici pour lui. Il est l'adversaire de l'assuré ; son rôle est d'obtenir de celui-ci sur son état de santé tous les renseignements que la Compagnie se propose d'utiliser pour traiter au mieux de ses intérêts. Il ne fait que remplir sa mission en révélant à son mandant toutes les confidences qu'il a reçues, toutes les constations qu'il a faites. En résumé, c'est un expert qui rend compte à ceux qui l'ont nommé du résultat de son expertise.

Nous qualifierons de même, parce qu'à notre avis il y a les mêmes raisons de le faire, le médecin que commettent un père de famille, un chef de pensionnat, une société de secours mutuels ou un patron d'usine pour visiter ceux qui se trouvent sous leur dépendance. Si ce médecin ne doit pas le secret aux malades qui lui sont ainsi confiés, c'est qu'il n'est pas lié vis-à-vis d'eux, tandis qu'il l'est vis-à-vis de ceux qui l'ont appelé. Nous constaterons toutefois qu'il serait en faute, s'il faisait connaître les résultats de sa visite à d'autres qu'à ses mandants.

2° *Médecins militaires.*

Il est toutefois une situation particulière, qui mérite un examen plus développé, c'est celle du médecin militaire. Sa double fonction de militaire et de médecin lui crée en effet, au point de vue qui nous occupe, des devoirs contraires bien difficiles à concilier. S'il est vrai qu'il est à certains moments un expert au service du commandement, il est aussi le confident de ceux que leur état de santé oblige à recourir à son art et, à ce dernier titre, il doit à ses malades le secret sur les confidences qu'il a reçues d'eux.

L'examen médical auquel il est procédé devant les Conseils de révision, et la visite journalière faite au casernement après l'incorporation des conscrits, vont nous fournir l'occasion d'entrer dans quelques détails.

D'abord il est évident que le médecin adjoint à un Conseil de révision a pour mission de faire part aux membres du Conseil de tout ce que lui révèle l'examen médical; mais c'est à eux seuls qu'il en doit compte et à personne autre. D'ailleurs, dans le but de soustraire les jeunes gens à une indiscrète curiosité, la circulaire du 23 mars 1890 (*Journal officiel* du 11 avril 1890), qui règle les opérations des Conseils de révision, décide que la visite des inscrits sera faite à huis clos, mais en présence du Conseil tout entier.

Cette exception au principe de la publicité des séances,

si elle sauvegarde les convenances, en même temps qu'elle ménage la juste susceptibilité des intéressés, ne leur donne pas toutes les garanties qu'on pourrait croire. Le public n'a rien vu de la visite corporelle ; il n'en a rien entendu ; mais le procès-verbal de la séance lui apprendra ce qui s'y est passé. Ce document ne se contente pas en effet de relater les décisions prises à l'égard de chaque inscrit, il mentionne aussi l'avis motivé du médecin militaire.

A quoi bon constater, loin du public, l'existence d'une infirmité, si l'on vient après coup proclamer *coram populo* que cette infirmité existe. Les convenances sont sauves, il est vrai, mais en procédant ainsi ne cause-t-on pas à un jeune homme le même tort que si le public avait assisté à la visite ? Pourquoi ne pas se contenter de rendre compte des décisions du Conseil, sans faire connaître à une foule d'indifférents, l'avis circonstancié du médecin qui a pu les motiver. Cet avis n'est, sur le moment du moins, nécessaire qu'aux fonctionnaires chargés par la loi de statuer sur le sort du comparant. Quant au reste, il suffit qu'il en soit fait mention au dossier de l'exempté, de façon qu'il soit possible de répondre aux réclamations qui peuvent se produire, à un moment donné, contre la décision prise par le Conseil.

Mais c'est surtout, après l'incorporation, à la visite journalière faite au corps que le secret médical est le moins observé. Il est difficile cependant de considérer encore ici, comme un expert au service du commandement, le médecin qu'un soldat vient librement consulter.

Il semble que l'on devrait à ce dernier une garantie d'autant plus sérieuse qu'il ne peut pas choisir son médecin. La question a une importance très grande aujourd'hui que le service militaire est obligatoire pour tous.

Un avis ministériel du 4 avril 1845 avait admis pour les officiers malades à la chambre le principe du secret médical. Ce document rappelait aux officiers de santé militaires que leurs fonctions étaient purement médicales de par les règlements, et que tout en renseignant le lieutenant-colonel d'une façon générale sur l'état sanitaire des officiers, ils n'avaient pas à révéler à cet officier supérieur la nature des maladies dont ces officiers subalternes pouvaient être atteints ; que d'ailleurs, en agissant ainsi, ils ne feraient que se soumettre aux prescriptions de l'art. 378 du Code pénal.

Cet avis de 1845 ne fut pas inséré au journal militaire officiel ; il a donc uniquement, comme le fait remarquer un éminent médecin militaire, le docteur Duponchel, l'importance d'une réponse manuscrite à une question posée. Mais M. Duponchel cite en outre une décision ministérielle du 9 avril 1889, publiée, celle-là, par le journal militaire, qui enlève à l'avis de 1845 toute sa valeur. Voici le texte de cette décision :

« En vue de prévenir le retour des difficultés auxquelles a donné lieu l'application de l'art. 14, infanterie, 15, cavalerie, de l'ordonnance de 1883, le ministre croit devoir faire connaître quelle est la portée réelle des prescriptions contenues dans cet article. Quand un militaire, de quelque grade qu'il soit, s'adresse en dehors des relations de service au médecin d'un corps de troupe, pour avoir son avis et ses soins dans un cas de maladie, et que cette consultation n'amène aucun changement dans les obligations de ce militaire, au point de vue du service, le médecin militaire est tenu au secret envers lui, comme le serait un médecin civil.

« Mais dès que le médecin militaire reconnaît la nécessité, soit d'une exemption de service pour une maladie traitée à la chambre, soit d'un envoi à l'infirmerie ou à l'hôpital, il doit en rendre compte au chef de corps, par un rapport officiel.

« Ce rapport est dégagé de l'obligation du secret et doit exposer la vérité sans aucune restriction ; adressé au chef de corps sous pli cacheté par exemple, pour exemption de service d'un officier traité à la chambre, il comprend la désignation de la nature de la maladie, comme le billet d'entrée à l'hôpital, au sujet duquel il n'y a jamais eu de doute ni de difficulté. »

Il résulte de ce texte que le secret doit être gardé en principe par le médecin militaire aussi bien envers le simple soldat qu'envers l'officier, mais il faut constater que dans sa seconde moitié, ce même texte réduit presque à rien le droit qu'il reconnaissait aux intéressés en débutant. Presque toujours en effet la consultation, le régime à suivre motiveront un allégement dans le service, et dès lors plus de secret possible.

En fait, cependant, l'officier bénéficiera d'une situation un peu meilleure : il est visité chez lui, et c'est sous pli cacheté que les détails sur son état de santé sont adressés au chef de corps.

Mais le simple soldat, on fait bon marché de sa susceptibilité! Le cahier de visite, imposé par les règlements, se charge de faire connaître la nature de sa maladie, à qui veut l'apprendre ; personne ne l'ignore, sauf peut-être le colonel qui seul, d'après la décision de 1889, aurait le droit d'être renseigné : D'ailleurs la visite des hommes se fait généralement en commun et c'est une bonne raison pour que le secret ne soit pas gardé.

Cette pratique, regrettable à tous les points de vue, a surtout de sérieux inconvénients pour les hommes de la réserve et de l'armée territoriale, qui font un stage de courte durée au régiment. Ils s'y trouvent avec des hommes de la même région et, faite en présence de ceux-ci, une révélation sur leur état de santé peut leur causer un préjudice irréparable. A quoi leur sert-il d'avoir, dans la vie civile, la garantie de l'art. 378, s'ils sont exposés à en perdre le bénéfice pour avoir endossé l'uniforme pendant 28 ou 13 jours? Cet inconvénient existe pour tout le monde aujourd'hui, aussi est-il urgent d'y remédier.

M. le docteur Duponchel rapporte qu'il y a une dizaine d'années, sur la plainte de soldats de l'armée territoriale, les médecins militaires furent invités à visiter individuellement les hommes de cette catégorie ; mais il ajoute que la mesure était insuffisante, puisqu'on oublia de modifier du même coup le cahier de visite.

Il serait cependant bien facile de ne pas inscrire en toutes lettres la nature d'une maladie sur un document qui passe sous les yeux de tous ; il suffirait de porter dans la colonne du cahier réservée au diagnostic des numéros se rapportant à la nomenclature officielle annexée à la circulaire du 9 juin 1888. Cette circulaire concerne l'exécution de la loi du 22 janvier 1851, qui crée la statistique médicale de l'armée. Les réglements en vigueur sur le service de santé à l'intérieur et sur le service intérieur des troupes n'interdisent pas cette façon de procéder. Ils se bornent à dire que le médecin inscrira sa décision sur le cahier, en regard du nom de l'homme visité. Ils n'ajoutent pas de quelle façon cette décision devra être motivée. On peut supposer que ce qui est bon pour la statistique ne peut être mauvais pour la visite journalière.

En résumé, d'après nous, le soldat qui se présente de son plein gré au médecin militaire, en dehors des visites mensuelles obligatoires pour tous, a droit à la garantie du secret, et il n'y a pas de raison majeure de la lui refuser. Ainsi, s'il devient nécessaire d'adresser au chef de corps un rapport détaillé sur l'état de santé d'un soldat, ce rapport ne devra être connu que de celui auquel il s'adresse.

Il resterait à parler, en terminant, des Commissions de réformes ; mais celles-ci ne tiennent pas de séances publiques comme celles des Conseils de révision. Il est donc très probable que le secret sera gardé sur les rapports médicaux indispensables à ces Commissions pour statuer sur la mise à la retraite des individus qui comparaissent devant elles.

3° *Certificats médicaux.*

Revenons maintenant à la question des certificats médicaux :

Les instances en séparation de corps et en divorce peuvent, comme le contrat d'assurances, fournir au médecin l'occasion de délivrer des certificats. Après avoir émis l'avis que le médecin doit s'abstenir de constater par écrit une maladie honteuse, M. Legrand du Saulle ajoute qu'il ne violerait pas le secret professionnel en apposant sa signature sur une pièce de ce genre, au cas où on la solliciterait de lui dans un but sérieux et bien défini.

Dans un jugement du 28 avril 1891, le tribunal civil de Bordeaux s'est rangé à cette opinion en décidant que, sans encourir aucune responsabilité et sans manquer aux règles de bienséance et de réserve qui sont l'honneur de la profession, un médecin peut délivrer à une femme mariée un certificat établissant qu'elle est atteinte d'une maladie spécifique. Toutefois le tribunal pose en principe qu'il n'en peut être ainsi qu'autant que ce certificat n'a pas été délivré à l'insu et en dehors du mari.

Cette décision judiciaire, où le secret professionnel n'a pas été mis directement en cause, admet une réserve qui nous paraît discutable. On ne voit pas bien comment la responsabilité du médecin se trouverait engagée par ce seul fait que le mari n'aurait pas, comme dans l'espèce actuelle, consenti à la délivrance du certificat.

Sans doute, on peut dire que l'honneur de la femme est celui du mari et qu'il y a entre eux, à ce point de vue, une espèce de solidarité ; mais nous ne pensons pas que ce soit là un motif suffisant pour décider qu'une femme mariée a besoin de l'autorisation maritale, lorsqu'il s'agit pour elle de faire constater par un médecin l'existence d'un mal honteux dont elle est atteinte. Et, si cette autorisation n'est pas nécessaire, pourquoi incriminerait-on la conduite du praticien qui aurait fait la constatation sans exiger, au préalable, l'assentiment du mari ?

On peut supposer que la femme, en sollicitant d'un médecin un certificat de cette nature, a l'intention de le produire à l'appui d'une instance en séparation de corps, ou en divorce. Mais alors comment s'y prendra-t-elle pour obtenir le consentement du mari à la délivrance d'un tel document ? Si on prétend imposer une pareille condition pour la remise de ce certificat, autant vaut refuser tout de suite à la femme le moyen d'établir les faits qu'elle doit détailler dans la requête qu'elle est tenue d'adresser au président du tribunal à l'appui de sa demande.

La seule précaution que le médecin ait à prendre, en cette occurrence, c'est de s'abstenir, dans le document qu'il rédige, d'indiquer la provenance du mal constaté par lui, alors qu'étant aussi le médecin du mari, il sait pertinemment que celui-ci seul peut avoir transmis la maladie. Mais quand il se borne à constater des faits sans en révéler les causes, il remplit la mission dont on l'avait chargé, et il est, à notre avis, à l'abri de tout reproche.

§ 4. *Mariage.*

Nous admettons donc que le consentement obtenu du malade enlève à la révélation tout caractère délictueux ; mais dans certaines circonstances particulières, le médedecin peut-il se passer de ce consentement et faire sa conscience juge du secret confié ? Pour mettre bien en évidence tout l'intérêt de cette question, il faut sortir des généralités et se placer devant les deux hypothèses spécialement délicates que voici : 1° dans quelle mesure l'art. 378 s'oppose-t-il à ce qu'un médecin donne son avis sur un projet de mariage, au sujet duquel on le consulte ? 2° quel devoir l'art. 378 impose-t-il à un médecin vis-à-vis d'une nourrice à laquelle des clients de ce praticien ont confié leur enfant atteint de syphilis ?

Quelle conduite doit tenir le médecin dont on sollicite l'avis professionnel à l'occasion d'un mariage ? C'est un des points de déontologie médicale qui ont donné lieu aux opinions les plus divergentes. Zacchias renvoyait aux canonistes, pour qu'ils en donnassent la solution, cette question déjà posée de son temps. En 1863, ce même sujet fut discuté à fond par les sociétés médicales de plusieurs arrondissements, de Paris, et ces discussions furent résumées par M. le Docteur Brochin dans la *Gazette des Hôpitaux.*

Les sociétés du 8e et du 9e arrondissement conclurent que le médecin ne devait fournir aucun renseignement. Toutes deux se basaient sur les prescriptions de l'art. 378. Au contraire, la société médicale du 3e arrondissement admit que dans certaines circonstances la conscience du médecin devait parler plus haut que le Code et que seule alors elle pouvait dicter la conduite à tenir.

A côté de ces deux solutions contradictoires, nous mentionnerons, à titre de curiosité, une proposition quelque peu bizarre du docteur Lagneau, dans le but de prévenir la contagion syphilitique entre époux. Cet honorable praticien proposait qu'un certificat de santé, délivré soit par un médecin particulier, soit par un médecin officiel, fût exigé à la mairie de tout individu qui désirait contracter mariage.

Le médecin consulté sur un projet de mariage se trouve dans une situation particulièrement difficile. Car le plus souvent, dans les petites villes surtout, cet avis, qu'on lui demande, est un appel à l'ami de la famille tout autant qu'au médecin. Il est pénible naturellement pour le praticien, en cette circonstance, de ne pouvoir dédoubler sa personnalité, pour faire donner par l'ami la réponse que le médecin doit s'interdire. Sans doute son silence donne pleine satisfaction à la loi pénale, mais il ne contente qu'imparfaitement la conscience de l'ami, car celui-ci, en tant que médecin, peut prévoir des dangers qu'un mot de lui suffirait à écarter.

Ces dangers sont multiples, quand un des futurs

conjoints ne craint pas de faire à la communauté, que le mariage va constituer, le triste apport d'un mal transmissible et héréditaire. Pour en donner une idée, nous ne pouvons mieux faire que de reproduire les réflexions de M. le docteur Fournier au sujet d'une de ces maladies, la syphilis, envisagée dans ses rapports avec le mariage.

D'après cet éminent professeur lorsque, se trouvant en puissance de syphilis, un homme se marie, il peut devenir par le fait de son mariage dangereux à trois titres différents : « 1° comme époux ; 2° comme père ; 3° comme chef de la communauté sociale constituée par le mariage ».

« En conséquence le parti que le médecin va prendre produira ses effets au-delà de la jeune fille ; car derrière elle, il y a les enfants à naître, il y a une famille, il y a la société. Se taire et rester fidèle au secret, n'est-ce pas compromettre tant d'intérêts réunis ? N'est-ce pas sacrifier la santé d'autrui à ce qu'on appelle l'honorabilité d'un homme qui n'hésite pas, pour des raisons de convenance personnelle, à faire partager à une femme et à des enfants toutes les conséquences funestes de sa maladie ? N'est-ce pas enfin mal comprendre les intérêts du jeune homme lui-même qui ne se doute pas des misères sociales et des drames intimes dont le mal qui le ronge est la source fréquente ».

Il est regrettable que la prohibition inscrite dans l'article 378 soit assez impérative, pour qu'il ne soit pas possible de la faire fléchir même dans un cas aussi favorable. Mais le médecin qui s'autoriserait de cette circonstance pour révéler, sans le consentement de son client, la maladie de celui-ci, aurait certainement à répondre de cette indiscrétion devant les tribunaux.

D'ailleurs, si l'art. 378 oblige le médecin à se taire, elle ne lui défend pas de recourir à des expédients qui donneront à la fois satisfaction à sa conscience et à la loi. Or, quand on y réfléchit, le silence est peut-être le meilleur de tous. Si en effet le médecin se garde de l'ériger, comme quelques-uns le voudraient, en système, s'il veut bien ne pas se taire de parti pris et alors qu'il n'a que d'excellents renseignements à donner à celui qui l'interroge sur la santé de l'un des clients, le silence, toutes les fois qu'il l'opposera à un questionneur, sera un moyen presque infaillible d'être « transparent » et de laisser deviner ce que la loi lui défend de dire. Qu'il parle donc lorsqu'il n'a aucun secret à garder, qu'il se taise dans le cas contraire et les intéressés n'auront pas de peine à interpréter son silence.

Contamination par allaitement.

Passons maintenant à notre seconde hypothèse :

Un médecin mandé dans une famille pour voir un nourrisson, le reconnaît atteint de syphilis. Il constate, en outre, que cet enfant est allaité par une nourrice, mais que cette femme est encore saine.

Nous choisissons cette situation entre beaucoup d'autres, parcequ'elle paraît être une des plus délicates.

Nous n'avons pas à considérer si, dans l'espèce, la transmission du mal de l'enfant à la nourrice est ou n'est pas inévitable ; il nous suffit de savoir, d'après les hommes compétents, que cette transmission est possible pour examiner quelle conduite devra tenir le médecin vis-à-vis de la nourrice et vis-à-vis des clients qui l'ont mandé.

En une telle conjoncture, enseigne M. le professeur Fournier, un triple devoir s'impose au médecin ; soigner l'enfant, — préserver la nourrice, s'il en est temps encore, — sauvegarder la société contre cette nourrice chez qui le mal peut n'être pas encore déclaré, mais exister déjà à l'état latent.

Comment le médecin pourra-t-il atteindre ce triple but en respectant le secret médical et en dégageant à la fois sa responsabilité vis-à-vis de la nourrice ? Tel est le problème qui se pose devant lui.

D'abord le médecin doit soigner l'enfant. — Une première difficulté se présente : Le médecin devra faire connaître aux parents les précautions à prendre pour empêcher la transmission de la maladie aux personnes qui entourent le nourrisson. Mais à qui donnera-t-il ses instructions, au père ou à la mère ? A qui des deux fera-t-il des confidences s'il ignore de qui l'enfant tient la tare syphilitique en question ? Sans doute le médecin peut s'expliquer devant tous les deux sans qu'on puisse l'accuser d'avoir violé le secret médical, dans le sens où l'entend l'art. 378 ; en effet il aura simplement rendu compte à ses clients de la mission dont ils l'avaient chargé. Mais tout irréprochable qu'elle soit au point de vue de la loi pénale, cette franchise aura le plus souvent le grave inconvénient de jeter la discorde dans un ménage jusqu'alors étroitement uni. Dans ce cas embarrassant, ce n'est pas à l'art. 378, c'est au tact médical surtout qu'il faut faire appel pour trouver la meilleure solution.

Vis-à-vis de la nourrice le médecin se trouve dans une situation plus délicate encore, et ici sa responsabilité est directement en jeu. Evidemment, par son silence il sauvegarde les intérêts des parents, mais il sacrifie en même temps d'autres intérêts non moins recommandables qu'il a pour mission de défendre.

Il est vrai que tout le monde n'admet pas cette responsabilité du médecin vis-à-vis de la nourrice. Dans une consultation donnée précisément sur cette question, M. Strauss est d'avis que le médecin a assez fait, lorsqu'il a averti les parents du petit malade, qu'ils allaient commettre une mauvaise action en confiant cet enfant à une nourrice, et quand il leur a fait entrevoir toute l'étendue de leur responsabilité. Que si les parents passent outre aux conseils du médecin, celui-ci a du moins fait tout ce qu'il devait, et, si elle vient à être contaminée, la nourrice n'aura contre lui personnellement aucun recours.

Telle est aussi l'opinion de M. le docteur Diday. Il trouve que le médecin a suffisamment déchargé sa conscience en montrant aux parents tout le mal qu'ils vont faire à autrui et qu'ils risquent de s'occasionner à eux-mêmes. Quant à révéler le danger imminent à la nourrice, qui ne lui demande rien, le médecin n'a pas à assumer une pareille ingérence, « tel que son rôle est jusqu'ici compris et pratiqué ».

Pour notre part, nous ne pensons pas que le médecin ait mit sa responsabilité à couvert, quand il s'est contenté de montrer aux parents les risques qu'ils endossent. Nous estimons, avec M. le docteur Appay, que « par la nature des choses, la santé de l'enfant et celle de la nourrice se confondent dans tout ce qui se rapporte à l'allaitement, et que tous deux, à cause de cette relation intime, doivent être de la part du médecin l'objet d'une égale sollicitude ».

S'il arrivait qu'un enfant sain eût été confié à une nourrice contaminée, le médecin hésiterait-il à dénoncer la nature contagieuse du mal dont cette femme est atteinte et le péril que court le nourrisson ? Mais inversons les choses. Alors, de quel droit ce même médecin laisserait-il ignorer à une nourrice le danger qui la menace, lorsque c'est elle qui a tout à redouter de la contagion ? Avant d'entrer en place dans une famille, n'a-t-elle pas donné des garanties qu'elle était saine en se laissant visiter ? N'est-elle pas dès lors en droit d'exiger pour elle-même toute sécurité de la part de ceux à qui ces garanties ont été fournies ?

Ce principe de la responsabilité du médecin à l'égard de la nourrice a été admis par la Cour de Dijon dans un arrêt du 14 mai 1868 ainsi rédigé :

« Considérant que le médecin est, comme tout citoyen, responsable du dommage causé par son imprudence, sa légèreté ou son impéritie notoire, en un mot par sa faute personnelle ; qu'ainsi le médecin qui, sciemment, laisse ignorer à une nourrice les dangers auxquels l'expose l'allaitement d'un enfant atteint de syphilis congénitale, peut être déclaré responsable du préjudice causé par sa réticence, qu'il ne saurait prétendre qu'appelé à donner les soins à l'enfant seul, il n'avait pas à se préoccuper du danger que peut courir la nourrice, qu'un pareil système, qui blesse les lois de la morale, ne peut être invoqué contre une nourrice à laquelle la situation même impose une confiance nécessaire dans le médecin choisi par la famille de l'enfant, etc... »

Le principe de la responsabilité une fois admis, comment le concilier avec l'obligation de se taire imposée par l'art. 378 à tout confident nécessaire ? Comment informer la nourrice qu'elle ne peut plus continuer l'allaitement, qu'elle doit même pendant un certain temps s'interdire de prendre un autre nourrisson, et qu'on ne peut pas, pour ainsi dire, lui donner patente nette ? Comment arriver à ce résultat sans rien lui laisser soupçonner, sans trahir le secret des parents ? Quelles que puissent être les précautions oratoires et la diplomatie mise en œuvre, l'aveu devient presque inévitable.

Sans doute, les parents dûment informés de la gravité de la situation, consentiront le plus souvent à ce que la nourrice soit avertie, et lui offriront d'eux mêmes réparation pour le dommage qu'ils lui ont causé. Mais il peut arriver aussi que les parents restent sourds aux conseils du médecin et que, pour une raison quelconque, ils refusent de congédier la nourrice, quelle conduite le médecin doit-il tenir dans ce cas ? Peut-il, se retranchant derrière l'art. 378, se rendre pour ainsi dire complice d'une action criminelle ? Ou bien son devoir est-il de révéler à la nourrice, malgré les parents, les dangers qui la menaçent ?

Pour nous, pas d'hésitation ; nous partageons pleinement l'avis de ceux qui jugent qu'en pareille circonstance le médecin doit parler. Les parents qui ont compté sur son silence et auxquels il l'a promis n'ont qu'à s'en prendre à eux-mêmes, s'ils l'ont mis dans l'impossibilité de remplir ses engagements. C'est en vain qu'ils invoqueront contre lui l'art. 378.

En effet, le médecin peut bien avoir promis de se taire, au risque de compromettre par son silence la santé d'une personne qui, ayant mis naturellement en lui toute sa confiance, a le droit de compter sur un avertissement de sa part, en cas de besoin ; mais alors ce médecin a promis une chose illicite qu'il ne peut être tenu de réaliser. Ceux qui ont obtenu de lui cet engagement n'ont pas pu raisonnablement espérer qu'il le remplirait ; ils n'ont pas pu compter davantage sur le bénéfice possible de la sanction pénale.

§ 5. *Honoraires.*

Dans les deux hypothèses précédentes, nous avons considéré le secret médical au point de vue de l'intérêt que la révélation peut présenter pour une tierce personne. La nécessité où se trouve parfois le médecin de recourir à la justice pour obtenir le paiement de ses honoraires, nous permet maintenant d'opposer ses intérêts personnels à l'obligation imposée par l'art. 378.

Si le médecin contracte à l'égard de son malade certaines obligations, le malade de son côté s'oblige à le rémunérer des soins qu'il a reçus de lui. Il convient même de noter que la créance du médecin contre son client a été mise par le législateur au rang des créances privilégiées énumérées dans l'art. 2101.

Ce droit de créance serait illusoire si le médecin n'avait pas la faculté de le faire valoir en justice, quand son débiteur le lui conteste. Tout droit suppose une action pour le mettre en exercice et les considérations tirées de l'art. 378 ne peuvent pas s'opposer à ce que cette action soit accordée au médecin qui se trouve être le créancier d'un de ses clients.

Mais il ne suffirait pas que le médecin pût citer en justice son client récalcitrant, s'il n'était pas autorisé à établir devant le tribunal appelé à statuer, le bien fondé de sa demande. Dès qu'on lui reconnait le droit de revendiquer judiciairement ce qui lui est dû, on ne doit pas l'empêcher de produire tous les renseignements de nature à justifier sa demande, fût-il forcé, pour atteindre ce but, de révéler des faits qui sans cela eussent continué d'être couverts par le secret professionnel.

S'il convient en effet, pour déterminer le *quantum* des honoraires, de prendre en considération la notoriété du médecin, la situation pécuniaire du malade et le nombre des visites faites, il importe aussi de tenir compte de la nature de la maladie pour apprécier à leur juste valeur les soins qu'elle a nécessités. Ce serait faire la part trop belle au client débiteur que de lui permettre d'invoquer l'art. 378 pour paralyser l'action dirigée contre lui. Il paraît juste de faire peser sur lui la responsabilité de sa résistance ; il ne faut pas qu'il puisse réclamer l'exécution pure et simple, à son seul profit, d'un contrat en vertu duquel il se trouve astreint à certaines obligations, dont il prétend contester l'étendue. Les deux parties en présence doivent être mises, l'une et l'autre, sur le pied d'égalité et être autorisées à faire, par tous les moyens dont elles disposent, la preuve de leurs dires.

On cite, il est vrai, quelques exemples de médecins poursuivis et condamnés, en vertu de l'art. 378, pour avoir révélé les secrets de leurs clients dans les conditions qui viennent d'être indiquées ; mais les décisions judiciaires que l'on rapporte peuvent, à notre avis, se concilier avec la solution que nous adoptons.

Le Tribunal correctionnel de la Seine a notamment, dans un jugement en date du 11 mars 1864, condamné en vertu de l'art. 378, un médecin, le docteur Halbrand, qui, dans un exploit d'huissier, avait relaté toutes les circonstances de la maladie de l'un de ses clients à l'effet de justifier une note d'honoraires de 300 francs que celui-ci se refusait à payer intégralement. La citation, déposée par l'huissier chez le concierge du client, était libellée comme il suit. « Pour se concilier sur la demande « que le requérant entend former contre N*** en paie- « ment d'une somme de 300 francs, soit pour visites et « soins donnés à sa belle-mère dans une maladie, soit « pour consultation, opérations et soins donnés à sa « femme pour une maladie secrète, soit pour consulta- « tion à heure fixe, opération, cautérisation pratiquées « sur lui-même et l'avoir traité et guéri de deux mala- « dies syphilitiques graves, contractées à des époques « différentes dans les années 1862 et 1863 ». Le sieur N*** assigna le docteur Halbrand devant le tribunal correctionnel pour délit de révélation de secrets. Le tribunal rendit la décision suivante : « Attendu que les énon- « ciations de l'acte extrajudiciaire..... constituent la ré- « vélation de faits d'une haute gravité ; que ces faits se- « raient parvenus à la connaissance de Halbrand, en sa « qualité de médecin et dans l'exercice de sa profes- « sion ;....., Attendu que cette révélation a été faite dans « une intention de nuire, et dans une pensée de lucre, et « afin d'obtenir sans contestation les 300 francs réclamés.

« Attendu qu'il résulte de ce que dessus, que Halbrand « s'est rendu coupable du délit prévu par l'art. 378 du « Code pén. condamne, etc..... »

Les termes mêmes de la citation que nous avons rapportée expliquent la décision rendue par les juges de la Seine dans le cas particulier du docteur Halbrand. Il ressort en effet de la lecture de ce document, de son dépôt dans la loge du concierge que le demandeur avait moins souci d'établir son droit et d'édifier la justice sur le bien fondé de ses prétentions que de forcer la main d'un débiteur à qui sa demande paraissait excessive, et c'est dans ce but qu'il avait donné à sa réclamation les allures d'un libelle diffamatoire.

En dehors des cas où le médecin a obéi à des mobiles malhonnêtes, nous pensons, avec M. Hémar, que la demande qu'il introduit en justice, pour se faire payer le prix de ses visites, ne lui fait encourir aucune responsabilité pénale, dût il pour l'établir révéler les secrets de son client. En pareille circonstance, l'homme de l'art peut être considéré seulement comme usant d'un droit, qu'il puise dans le contrat intervenu entre son malade et lui. Ce droit lui est d'ailleurs reconnu par l'art. 2272 du Code civ., qui fixe à un an le délai, passé lequel son action sera prescrite.

Quant à ceux qui conseillent au médecin de s'interdire toute revendication d'honoraires, d'où résultera la révélation du secret confié, ces rigoristes nous semblent se laisser guider par des considérations morales plutôt que s'inspirer de l'esprit même de la loi.

Que le médecin fasse parfois à certains clients le sacrifice de son intérêt, cela peut être un acte de désintéressement qui l'honore ; mais la loi ne le lui commande pas. D'ailleurs, si la loi le commandait, comme quelques-uns le supposent, cet acte généreux perdrait tout son mérite, en perdant sa spontanéité.

CHAPITRE IV

CONFLIT ENTRE L'OBLIGATION AU SECRET ET D'AUTRES DISPOSITIONS LÉGALES.

Jusqu'ici, nous avons envisagé l'obligation au secret sans nous occuper des autres obligations légales qui peuvent faire échec à la prohibition inscrite dans l'art. 378. Il nous faut maintenant rapprocher cet article des divers textes de nos Codes qui en contredisent le principe. De ces textes, les uns visent l'hygiène publique, les autres concernent la recherche des crimes et des délits ou une bonne distribution de la justice, d'autres enfin ont pour but d'assurer aux nouveaux-nés leur état civil, nous étudierons donc l'art. 378 dans ses rapports : 1° avec la loi du 3 mars 1822 ; 2° avec les art. 30 et 80 du Code d'instruction criminelle ; 3° avec les art. 55 et 56 du Code civil et l'art. 346 du Code pénal qui les sanctionne.

§ 1er. *Maladies épidémiques et contagieuses.*

Au début de cette étude, nous avons posé ce principe

qu'il faut avant tout considérer l'intention de celui qui révèle certains faits au médecin pour savoir si ces faits ont ou n'ont pas un caractère confidentiel. Toutefois, il y a des maladies qui menacent la santé publique et dont il importe d'enrayer la propagation en prenant contre elles certaines mesures propres à les circonscrire sur place.

La dénonciation de ces maladies par le médecin qui les constate dans sa clientèle est à coup sûr un des moyens de prophylaxie les plus efficaces. Comme le fait remarquer justement M. le professeur Brouardel, les mesures sanitaires n'ont de bons effets que si elles sont prises dès l'apparition du mal et leur efficacité diminue en raison de la multiplicité des cas. Mais si la dénonciation des individus atteints par l'épidémie est une mesure d'utilité publique, il convient de constater qu'elle peut porter préjudice à ceux qui en sont l'objet. Ceux-ci en effet peuvent avoir intérêt, soit en raison du lieu où le mal les a saisis, soit eu égard à leur établissement futur, à ce que personne, hors le médecin qui les a traités, ne soit renseigné sur leur compte. Il peut donc en pareil cas s'élever un conflit entre l'intérêt général et l'intérêt particulier du client. La loi de 1822, ne se préoccupant que de l'utilité sociale, a admis le principe de la dénonciation. Dans son art. 13, elle enjoint en effet à toutes personnes, sous peine d'amende et même de prison, d'informer qui de droit des cas de maladies pestilentielles dont elles auraient eu connaissance. Il y est même statué que le défaut de déclaration sera frappé d'une peine plus sévère — interdiction de 1 à 5 ans — si le coupable est un médecin.

En pareil cas la dénonciation s'impose donc au médecin plus qu'à tout autre individu et le praticien n'a pas à tenir compte des circonstances particulières dans lesquelles il a pu avoir connaissance de la maladie. Il ne serait pas fondé à se prévaloir de ces circonstances pour se retrancher derrière le secret professionnel. Mais il faut aussi remarquer que la loi de 1822 vise seulement les maladies pestilentielles. Enfin un décret serait nécessaire pour la mise en vigueur des mesures sanitaires prescrites par cette loi et pour la désignation des localités où ces mesures devraient être appliquées.

On reconnaît aujourd'hui qu'il serait nécessaire d'étendre à des cas non prévus autrefois les dispositions de la loi de 1822 et qu'il faudrait atténuer en même temps les pénalités édictées par cette loi. Ne serait-il pas bon, par exemple, que les médecins fussent tenus de dénoncer, dès qu'ils en auraient connaissance, toutes les maladies affectant un caractère épidémique, et pouvant devenir dangereuses pour la population ? Le projet de loi sur l'exercice de la médecine voté récemment par la Chambre des députés et depuis, avec des modifications, par le Sénat, contient un article où ces désiderata sont indiqués.

Déjà la loi du 5 avril 1884 sur l'organisation municipale, range parmi les attributions de la police municipale « le soin de prévenir par des précautions convenables... les maladies épidémiques et contagieuses... en provoquant s'il y a lieu, l'intervention de l'autorité supérieure (art.

97). Bien que les termes de cet article soient un peu vagues, il semble que l'autorité administrative n'outrepasserait pas les limites de sa compétence, si, le cas échéant, elle prenait un arrêté pour obliger toutes les personnes en ayant connaissance à dénoncer les cas de maladies réputées épidémiques.

Cette déclaration obligatoire ne pourrait-elle pas être considérée comme la première des précautions que les municipalités sont invitées à prendre en cas de besoin ? En effet, quelle chance aurait-on d'étouffer le mal dans son germe ou de l'arrêter dans sa marche, si l'on ignorait son origine et peut-être même son existence.

Le projet de loi en discussion, auquel nous faisons allusion plus haut, impose catégoriquement la déclaration, l'article 20 s'exprime ainsi :

« Tout docteur, officier de santé ou sage-femme est tenu, sous les peines portées à l'art. 27 de la présente loi, de faire à l'autorité publique, son diagnoctic établi, la déclaration des cas de maladies épidémiques tombées sous son observation et n'engageant pas le secret professionnel. La liste de ces maladies sera dressée par arrêté du ministre de l'intérieur, après avis conforme de l'Académie de médecine et du Comité consultatif d'hygiène publique de France.

« Un règlement d'administration publique fixera le mode de déclaration desdites maladies. »

On ne peut qu'applaudir au principe posé par ce texte ; il n'est cependant pas à l'abri de toute critique. On peut s'étonner tout d'abord qu'il ait trouvé place dans une loi règlant les conditions auxquelles doit être soumis l'exercice de la profession médicale. Il eût figuré plus avantageusement dans une loi sur l'hygiène publique ou sur la police sanitaire. En outre, l'établissement du diagnostic devenant pour le médecin la cause d'une dé-déclaration obligatoire, le praticien pourra certainement différer et même à la rigueur ne pas faire cette déclaration. S'il est poursuivi pour infraction à la loi, il lui sera loisible de prétendre qu'il n'a pas reconnu, dans la maladie observée par lui, les caractères d'aucune de celles dont la déclaration était obligatoire.

Enfin, la réserve faite ici en faveur du secret médical paraît superflue. Le secret médical a pour objet, avons nous dit, de protéger des intérêts particuliers ; or ces intérêts ne doivent, ce nous semble, se faire jour en pareille matière et être pris en considération que dans la limite où leur sauvegarde ne met pas en péril l'intérêt même de la société.

§ 2. *Dénonciation. — Art. 30 du Code d'Instr. crim.*

Que la société cherche à se prémunir contre les fléaux destructeurs de l'existence humaine, c'est très bien ; mais son rôle porte plus loin encore ; elle a le devoir de rechercher les criminels qui troublent son repos et le droit de leur appliquer les peines inscrites dans la loi, après s'être assurée de leur culpabilité. Pour atteindre ce double but, il faut que tous ses membres, quels qu'ils soient, lui viennent en aide. Personne ne serait fondé à refuser son concours lorsque la loi le requiert, soit qu'il s'agisse de dénoncer quelque crime dont on a eu connaissance, soit qu'il faille fournir à la justice, quand c'est possible, des renseignements sur certains méfaits dont les auteurs sont déjà capturés.

Les art. 30 et 80 du Code d'instruction criminelle contiennent les règles de droit commun en matière de dénonciation et de déposition en justice. Ces textes sont-ils applicables au médecin comme à n'importe quel autre citoyen ? Ou bien le médecin doit-il s'y conformer seulement après que satisfaction a été donnée à l'art. 378 ? C'est un point controversé qu'il est besoin d'élucider.

Au dire de Verdier, l'ancienne législation obligeait les barbiers et les chirurgiens, en certaines circonstances, à dénoncer les crimes connus d'eux à l'autorité compétente.

Par un règlement du mois d'août 1301, le Prévôt de

Paris fait savoir impérativement aux barbiers de la dite ville que « sitôt qu'ils auront étanché ou pansé un blessé, ils seront tenus de le faire savoir à justice, sur peine de corps et d'avoir ».

La même obligation fut imposée aux chirurgiens de S-Cosme. Les édits de novembre 1311, avril 1352 et octobre 1364 disposèrent qu'aucun aspirant de cette confrérie ne pourrait exercer l'art de la chirurgie avant d'avoir juré solennellement devant le Prévôt de Paris « qu'il ne visiterait et ne panserait qu'une seule fois les blessés dans les lieux privilégiés et qu'aussitôt après le premier pansement, il en donnerait avis au dit Prévôt. »

Mais plus tard, quand le Prévôt prétendit forcer les chirurgiens à lui dénoncer les blessés qu'ils auraient visités « même hors les lieux privilégiés » il s'éleva de toutes parts des protestations auquel le roi Charles V fit droit par une Charte du 21 juillet 1370.

Ces mesures de police, spéciales à Paris, furent renouvelées par Louis XIV dans un édit de décembre 1666. Aux termes de ce document les chirurgiens étaient tenus de dénoncer au commissaire de leurs quartiers les blessés qu'ils soignaient chez eux ou ailleurs et même dans les hôpitaux.

Ces prescriptions furent rééditées en mars 1667 et prirent place ensuite dans l'art. 130 des statuts adoptés par la Compagnie en 1699. Il faut croire toutefois que les chirurgiens oublièrent vite leur rôle de délateurs, car une ordonnance de 1716 vint le leur rappeler. Cette ordonnance elle-même fut renouvelée en novembre 1778, novembre 1780 et novembre 1788.

Toutes ces dispositions furent remises en vigueur le 17 ventôse an IX par un arrêté du préfet de police ; semblables mesures furent prises en l'an XI, le 4 pluviôse an XII, le 25 ventôse an XIII, et enfin le 25 août 1806.

Ces prescriptions, qui érigeaient les chirurgiens en auxiliaires de la police, faisaient bon marché de la discrétion professionnelle. On a remarqué qu'elles ne s'adressaient pas aux médecins et on a cru, postérieurement, pouvoir expliquer cette exception par la situation prépondérante des « docteurs de la faculté » dans la hiérarchie médicale. D'après nous, si les médecins ne furent pas invités à se faire délateurs, il n'y a pas lieu d'en chercher la raison dans leur situation privilégiée. On fut guidé par la nécessité de faire appel à ceux-là seulement qui s'étaient fait du traitement des blessures une spécialité.

En 1832 le préfet de police voulut faire revivre ces mesures d'un autre âge et s'inspirant de l'édit de 1666, il prétendit exiger que les médecins et les chirurgiens dénonçassent les insurgés admis dans les services hospitaliers après la lutte sanglante des 5 et 6 juin, principalement au cloître Saint Merry. Son ordonnance resta lettre morte ; elle eut pour unique effet de rendre célèbre la réponse que fit Dupuytren. « Je ne connais pas d'insurgés dans mes salles, je n'y vois que des blessés ».

Sous le régime du Code de 1810, les art. 103 à 107, 136 et 137 punissaient quiconque ne révélait pas certains crimes, notamment les crimes contre la sûreté extérieure ou intérieure de l'Etat, le crime de lèse-majesté, la fabrication de la fausse-monnaie. Le refus de dénonciation était frappé de peines sévères et les personnes visées dans l'art. 378 n'étaient pas à l'abri de cette pénalité ; l'art. 378 ne pouvait pas, disait-on, obliger ces personnes au secret dans le cas où la loi elle-même leur enjoint, comme à tous autres citoyens, de se porter dénonciateurs.

La loi du 28 avril 1822 a fait disparaître du Code les textes auxquels nous venons de faire allusion. L'exposé des motifs de cette loi reconnaît bien à la dénonciation des crimes et délits le caractère de devoir civique, mais il constate que ce devoir, si impérieux qu'il soit, peut être souvent délicat à remplir et que, dans ces conditions, il est préférable d'en abandonner l'accomplissement à la conscience de chacun.

La loi de 1822 a donc effacé du Code les articles imposant à tous citoyens l'obligation de révéler certains crimes, mais de là résulte-t-il que la restriction spécifiée par ces mots de l'art, 378 « hors le cas où la loi les oblige à se porter dénonciateurs » n'ait plus sa raison d'être ? Est-ce par suite d'un oubli du législateur de 1822 que cette prescription a continué d'exister ? Nous ne le pensons pas.

Si la dénonciation, avec sanction pénale contre ceux qui refusent de se faire dénonciateurs, n'existe plus dans nos lois, il reste encore dans le Code d'instruction criminelle un article 30 qui en maintient le principe; ce texte place même la dénonciation au nombre des devoirs civiques que tout homme peut être appelé à remplir. Cet article n'explique-t-il pas aujourd'hui pourquoi l'on a maintenu dans l'art. 378 l'exception signalée précédemment? Cette question mérite examen, quoique l'absence de sanction laisse au médecin pleine liberté d'action.

Il est dit dans l'art. 30 :

« Toute personne qui aura été témoin d'un attentat, soit contre la sûreté publique, soit contre la vie ou la propriété d'un individu, sera pareillement tenue d'en donner avis au Procureur du Roi, soit du lieu du crime ou du délit, soit du lieu où le prévenu pourra être trouvé »

L'article suivant ajoute que les *dénonciations* faites en vertu de l'art. 30 seront rédigées par les *dénonciateurs* ou par leur fondé de pouvoirs.

Certes la teneur de cet article « toute personne » est très-générale; néanmoins les partisans du secret absolu refusent de voir dans ce texte une disposition applicable aux médecins. En conséquence, ils n'hésitent pas à considérer comme délictueuse la révélation du secret confié, même dans l'hypothèse où elle aurait le caractère de ces dénonciations prescrites par l'art. 30.

C'est sur le mot témoin employé par cet article que repose toute leur argumentation. D'après eux, on s'abuse sur la valeur du mot témoin en qualifiant ainsi le praticien qui, dans l'exercice de sa profession, a eu connaissance d'un crime; on lui donne une signification qu'il n'a pas. Ce n'est pas à la façon dont l'entend l'art. 30 que le médecin a été témoin du crime ; il n'en a été que le « confident nécessaire. » Dès lors pour lui ce fait criminel est couvert par le secret professionnel et il est tenu de garder le silence le plus absolu sur son compte.

Sans doute, on s'explique aisément que le rôle de dénonciateur répugne au médecin comme à tout autre citoyen et qu'il prenne le parti de ne pas le remplir lorsque sa dénonciation aura pour unique résultat de faire arrêter un coupable, qui est son client. Le crime est commis, il est trop tard pour en arrêter les effets ; personne ne lui en voudra, dans ces conditions, de laisser à ceux, dont c'est spécialement le métier, le soin de rechercher celui qui aura à en répondre devant la justice.

Ainsi, un médecin appelé auprès d'une femme menacée d'une fausse couche, explore l'état des parties génitales et trouve une plaie au museau du tanche. Un instrument piquant a été implanté sur cette partie. Une tentative de provocation d'avortement, au moyen de cet instrument, a été faite : le doute n'est pas possible. On comprend qu'en pareil cas le médecin se borne à son rôle de guérisseur et ne dénonce pas sa malade.

Par contre, on a peine à admettre qu'un individu, fût-il médecin, doive au nom de la loi et en vertu d'un principe, laisser s'accomplir un acte criminel qu'il est en son pouvoir d'arrêter. Peut-il être encore question de se taire, sous prétexte de secret professionnel, lorsqu'il s'agit d'empêcher l'accomplissement d'un crime en voie de préparation ? Ce serait, semble-t-il, sacrifier trop aisément l'intérêt de l'individu menacé pour respecter trop bénévolement les projets de celui qui médite le crime.

Pour mettre en lumière le côté pratique de cette question, nous empruntons l'exemple suivant à une étude du docteur Favreau :

Une jeune femme confie à son médecin qu'elle est atteinte de certains malaises et qu'elle est de plus en butte à des persécutions incessantes auxquelles elle a hâte de mettre un terme ; elle a sur elle une arme qu'elle lui montre et dont elle a l'intention de faire usage, en le quittant, contre ses prétendus persécuteurs.

Le médecin reconnaît sans peine qu'il est en présence d'une personne atteinte du délire de la persécution, à la période de la défense active ; il a l'heureuse idée de demander en guise d'honoraires le revolver que sa cliente porte sur elle et celle-ci consent à le lui abandonner. Aussitôt après le commissaire de police, prévenu par le médecin qu'il est dangereux de laisser en liberté cette malade, la fait enfermer dans un asile d'aliénés.

Le docteur Favreau rend d'abord hommage au tact et au sang-froid dont le médecin a fait preuve en cette circonstance ; mais ajoute-t-il, s'il s'est tiré d'un cas difficile, il n'a pu le faire qu'en violant le secret médical. Or ici le secret a-t-il été vraiment violé ? Non, selon nous.

Sans doute c'est grâce à sa profession que le médecin a reçu la confidence du crime projeté et dont sa dénonciation a empêché l'accomplissement. Mais si dans le but d'incriminer sa dénonciation on prétend que le médecin n'a pas été « le témoin » de ce projet criminel dans le sens attribué à ce mot par l'article 30, on nous semble vouloir établir une distinction un peu trop subtile. D'après nous, aux termes de cet article, la dénonciation d'un crime consommé ou non s'impose à toute personne qui en a eu connaissance, sans qu'il y ait lieu de distinguer comment cette connaissance a été acquise. Enfin, s'il est médecin, comme nous le supposons dans notre hypothèse, le dénonciateur n'a pas pu violer l'art. 378, puisqu'il se trouvait placé dans l'exception même que ce texte prévoit.

§ 3. *Déposition en justice. — Art. 80 du Code d'instr. crim.*

Aucune sanction n'est inscrite dans l'art. 30 du Code d'instruction criminelle ; ce simple détail enlève au débat une grande partie de son intérêt pratique lorsqu'on rapproche cet article de l'art. 378. Il n'en est pas ainsi de l'art. 80 du même Code, où il est traité de la déposition en justice. Cet article est ainsi conçu :

« Toute personne citée pour être entendue en témoignage sera tenue de comparaître et de satisfaire à la citation ; sinon elle pourra y être contrainte par le juge d'instruction qui, à cet effet, sur les conclusions du Procureur du Roi, sans autre formalité, ni délai, et sans appel prononcera une amende qui n'excédera pas cent francs et pourra ordonner que la personne citée sera contrainte par corps à venir donner son témoignage. »

Ces dispositions sont complétées par les art. 157, 189 et 355 qui s'occupent de la comparution des témoins devant les tribunaux de simple police, devant les tribunaux correctionnels et devant la Cour d'assises.

En présence de ces divers textes, quelle conduite devra tenir le médecin appelé devant la justice pour s'expliquer sur des faits qu'il estime devoir rester couverts par le secret professionnel ? Devra-t-il comparaître et satisfaire à la citation comme tout autre citoyen ? Ou bien pourra-t-il opposer le silence à l'interpellation du juge et invoquer pour justifier son refus de parler le devoir spécial qui résulte pour lui de l'art. 378 du Code pénal ?

Un point sur lequel tout le monde est d'accord, c'est que l'art. 378 ne dispense le médecin ni de comparaître, ni de prêter le serment exigé de tout témoin. Il appartient au juge seul d'apprécier les motifs que le médecin cité pourra faire valoir au cours de l'interrogatoire pour refuser son témoignage. D'ailleurs, disent les partisans du secret absolu, le serment préalablement prêté de dire toute la vérité devra s'entendre avec cette réserve que la vérité sera dite seulement dans la mesure où l'article 378 autorisera le témoin médecin à la révéler. Et c'est ici qu'on ne s'entend plus du tout sur la manière dont le médecin, cité en justice, devra se comporter pour satisfaire aux exigences multiples, mais contradictoires des articles 80 et 378.

Trois opinions ont été émises sur ce point délicat de déontologie médicale ; examinons les rapidement.

Dans un premier système, qui compte peu de partisans, on s'en tient à la solution de Zacchias précédemment indiquée ; alors le secret médical n'est pas accepté par la justice ; on fait remarquer que l'art. 80 du Code d'instruction criminelle est rédigé en termes généraux ; cet article édicte, ajoute-t-on, une règle qui s'impose à toutes les catégories de citoyens et les seules exceptions admissibles sont celles prévues par la loi elle-même. Chacun doit son concours à la justice ; c'est un devoir social auquel personne n'a le droit de se soustraire.

A l'appui de ce premier système on invoque ordinairement l'autorité de M. Legraverend ; mais on s'étonnera peut-être que ce patronage soit si généralement accepté, quand on aura lu les lignes suivantes que nous citons textuellement dans le seul but de rendre hommage à la vérité, M. Legraverend s'exprime ainsi :

« Outre la défense portée par le Code d'instruction criminelle d'admettre certains témoins, il résulte encore d'une des dispositions du Code pénal une prohibition bien plus expresse d'appeler comme témoins des individus d'un certain état pour déposer de faits dont ils n'ont eu connaissance qu'à ce titre.

« Le législateur, en décernant des peines contre cet abus de confiance, a rendu un nouvel hommage à la morale, et si, contre la volonté du législateur, les personnes désignées par le Code pénal étaient appelées pour déposer en justice de faits qui leur eussent été confiés en leur qualité, il leur suffirait d'exciper de leur profession, et de la confiance qui leur a été accordée. »

Ces quelques lignes montrent que, contrairement à l'idée généralement admise sur son compte, M. Legraverend peut être mis au nombre des plus chauds partisans du secret inviolable. Pour faire comprendre d'où provient cette erreur, il est bon de rappeler que dans un autre passage de son traité, M. Legraverend émet un avis dont voici la substance : Le confident, qui a sciemment prêté son ministère à un acte illicite et réprimé par la loi, ne pourra point exciper de sa profession pour refuser à la justice les renseignements qu'elle attend de lui. Mais c'est là une situation nouvelle, différente de celle que nous envisageons.

Il est bien évident en effet que le médecin ne peut invoquer l'art. 378 pour refuser de s'expliquer sur un acte criminel, un avortement, par exemple dont on lui reproche de s'être fait le complice. En pareille circonstance, le médecin n'aurait à écouter que son propre intérêt ; il parlera ou se taira suivant que l'un ou l'autre parti lui semblera préférable pour sa défense.

Pour en finir avec ce système, il faut constater que certains de ses partisans n'admettent la déposition obligatoire qu'avec des réserves tirées non pas de l'article 378, mais de quelques autres dispositions législatives. Ainsi, M. Rauter établit une dispense de témoigner 1° pour les confesseurs, en vertu de la loi du 18 germinal an X qui assure la libre pratique du culte catholique ; et 2° pour les avocats, par application de l'ordonnance du 20 novembre 1822, qui organise la libre défense.

En regard de cette opinion, qui veut appliquer rigoureusement l'article 80 du Code d'instruction criminelle au médecin, et qui n'admet pas le refus de témoignage, il convient de placer la doctrine non moins absolue que défend M. Muteau. Celui-ci regarde toujours la révélation comme délictueuse alors même qu'elle est faite en justice.

La prohibition de l'art. 378 est assez impérative, disent les partisans de ce système, pour que le médecin, fût-il même interrogé par le juge, ne doive jamais s'expliquer sur des faits dont il a été le confident par profession. La seule exception consacrée par ce texte a disparu du Code pénal, lors de sa réforme en 1822, et c'est par inadvertance qu'elle y est restée écrite. La loi faisant un délit de la révélation ne peut pas aussi en faire un devoir. Quant à ceux qui prétendraient exercer quelque contrainte morale, en invoquant l'autorité de la justice, on doit leur répondre qu'il n'y a pas d'autorité contre la loi.

Après ces deux opinions aussi radicales que contraires, nous arrivons au système défendu par M. Faustin Hélie et consacré par la jurisprudence. Ce système vise uniquement la contrainte morale à laquelle obéit le confident, quand il se décide à révéler à la justice les secrets dont il est dépositaire.

Si le confident a cru devoir répondre à l'interpellation directe du magistrat, s'il ne s'est pas rendu un compte exact des devoirs et des prérogatives de sa profession, cette erreur de sa part ne peut pourtant pas tenir lieu de l'intention criminelle sans laquelle il n'y a ni crime ni délit. En résumé, on ne peut pas invoquer l'article 378 du Code pénal pour punir le médecin, constitué témoin en justice, d'avoir voulu remplir un devoir qui lui était commandé, dans un intérêt social, par l'art. 80 du Code d'instruction criminelle.

On est conduit ainsi, dans ce dernier système, à établir pour le médecin et pour toutes les personnes que vise l'article 378, une dispense de témoigner en justice. Il suit de là, comme résultat pratique, que ces personnes pourront seules être juges de la ligne de conduite qu'elles devront suivre.

On reproche au système de M. Faustin Hélie et de la jurisprudence de n'appliquer à la déposition en justice ni l'article 378 ni l'art. 80 du Code d'instruction criminelle. On le blâme aussi de chercher en dehors de la loi une solution que renferme certainement l'un ou l'autre des deux articles si souvent cités. Ce reproche est-il fondé? Nous ne le pensons pas.

Tout d'abord il ne nous paraît pas démontré, comme on l'affirme dans le système de M. Muteau, celui du secret absolu, que l'article 378 puisse atteindre jusqu'à la révélation faite en justice. Pour que cette opinion puisse être admise, il faudrait faire du secret professionnel ce que nous doutons qu'il soit, c'est-à-dire une institution d'ordre public devant laquelle devraient s'annihiler toutes les autres dispositions de la loi pénale dictées par des intérêts sociaux pour le moins aussi impérieux.

Quant à nous, nous n'avons pas hésité à considérer la dénonciation faite en vertu de l'article 30, comme couverte par l'exception restée écrite dans l'article 378. Puisque cette exception existe, en définitive il est bien permis de lui donner un sens. Nous admettrons donc volontiers qu'aucun reproche légal ne peut être adressé au médecin, qui se croit autorisé à rompre le silence, quand, dans l'intérêt commun, il est sollicité de dire toute la vérité par une autorité agissant dans le cercle et le fonctionnement habituels de ses attributions.

Du reste, selon la remarque de M. Rauter, la réserve que le législateur a introduite dans l'article 378 en intercalant ces mots : « hors le cas où la loi les oblige à se porter dénonciateurs, » n'indique-t-elle pas quels caractères dans sa pensée doit revêtir la révélation du secret confié pour être délictueuse. Il faut pour cela qu'elle présente le caractère de spontanéité et de libre détermination des dénonciations illicites.Or, quoi qu'on puisse prétendre, ce caractère ne se rencontre pas dans une déposition faite en exécution de l'article 80 du Code d'Instruction criminelle.

Cet argument, tiré du texte même de la loi, trouve sa justification dans le discours prononcé par Montseignat dans la séance du 17 février 1810 :

« Cette disposition, disait l'orateur du Tribunat à propos de l'article 378, est nouvelle dans nos lois ; sans doute il serait à désirer que la délicatesse la rendît inutile. Mais combien ne voit-on pas de personnes dépositaires de secrets dus à leur état, sacrifier leur devoir à leur causticité, se jouer des sujets les plus graves, alimenter la malignité par des révélations indécentes, des anecdotes scandaleuses et déverser ainsi la honte sur les individus en portant la désolation dans les familles. »

Certains commentateurs ont cru pouvoir invoquer ce passage pour transformer le délit de révélation de secrets en un simple corollaire des délits d'injure et de diffamation. Au demeurant, cette citation démontre tout au moins que le législateur a entendu viser seulement les révélations indiscrètes.

On peut certainement qualifier parfois d'indiscrétions des révélations dues surtout à un besoin spontané de parler qu'a éprouvé le confident, soit que celui-ci ait cru remplir en parlant un devoir de conscience, soit qu'il ait eu seulement pour but d'amuser la galerie aux dépens de celui sur le compte de qui sa langue s'exerçait. Mais peut-on encore appliquer cette qualification à la révélation intervenue au cours d'une instruction ou de débats judiciaires ? Cette révélation n'est alors, en définitive, que l'accomplissement d'un devoir légal, écrit pour tous dans l'article 80 du Code d'Instruction criminelle.

Mais pour justifier le système de la jurisprudence, il ne suffit pas d'établir que la violation du secret professionnel en justice échappe aux pénalités de l'art. 378 parce qu'elle est dépourvue de toute intention criminelle. Il faut en outre trouver les raisons qui permettent d'appliquer seulement avec certaines restrictions l'art. 80 du Code d'Instruction criminelle aux personnes visées par l'article 378.

L'article 80 est conçu en termes généraux qui embrassent toutes les catégories de citoyens; comme nous l'avons dit précédemment, tout le monde admet que cet article oblige le médecin à comparaître et à répondre à la citation qui lui a été régulièrement adressée. Dès lors, de quel droit opposerait-il à l'interrogatoire des réticences qui exposeraient tout autre que lui aux peines prononcées par la loi contre le témoin récalcitrant ? Comment admettre, pour les membres d'une certaine profession, cette dérogation à la règle ordinaire ?

La jurisprudence,et avec elle M.Faustin Hélie,trouve la raison de cette dérogation au droit commun dans l'article 378 qui fait aux médecins un devoir légal de ne pas trahir le secret confié. Dès l'instant, dit-on, que cet article considère comme un délit la révélation d'un secret faite en certains cas par certaines personnes, il faut bien admettre que, dans certains cas aussi, le dépositaire de ce secret puisse se refuser à le révéler.

Bien qu'on soit conduit par l'enchaînement même des idées à chercher dans l'article 378 les motifs qui interdisent d'appliquer sans réserve à certains confidents les dispositions de l'art. 80 du code d'instruction criminelle, ce n'est pas là, croyons nous, qu'il faut aller les trouver.

Sous l'ancienne législation, toutes personnes assignées pour être ouïes en témoignage, récolées ou confrontées, étaient strictement tenues par l'ordonnance de 1670 (titre 6e, art. 3), comme aujourd'hui par notre art. 80, de comparaître et de satisfaire auxdites assignations. Si les témoins assignés refusaient de se présenter, ils pouvaient y être contraints sous peine d'amende et d'emprisonnement. Cependant Jousse nous apprend que la règle formelle posée dans cette ordonnance souffrait exception lorsque l'individu dont on réquérait le témoignage n'avait eu connaissance du crime que grâce au secret à lui confié. Alors le témoin n'était pas tenu de déposer en justice ce qu'il savait à cet égard.

Jousse invoque sur ce sujet l'autorité de St-Thomas et distingue avec lui si la chose confiée secrètement est de nature à pouvoir causer un préjudice notable à une tierce personne, ou s'il n'en est pas ainsi. Dans le premier cas, le témoin devra déposer, car *Pacta quæ contra leges, constitutionesque vel contra bonos mores fiunt, nullam vim habent* ; dans le second, il n'y sera pas tenu, parce que c'est un principe de droit naturel, auquel il faut se conformer, de ne point révèler ce qui a été confié sous le sceau du secret.

Jousse ajoute que les avocats ou les procureurs, conseils ordinaires d'une partie, doivent observer la même règle concernant le secret qu'ils doivent à leurs clients, tout au moins s'il s'agit de déposer contre les gens qui les ont consultés et de leur causer du dommage. « Il en est de même, dit-il, des notaires, médecins, chirurgiens, apothicaires et sages-femmes, comme des avocats et des procureurs. » Il fait observer toutefois que si les personnes dont il s'agit déposent volontairement, leur déposition est valable et fait preuve.

De même que Jousse, Dareau ajoute qu'en pareille matière, le juge « doit s'en remettre à la prudence de l'avocat et du médecin ; s'ils pensent que c'est leur devoir de se taire, les laisser libres de s'en tenir là ».

Telle était l'ancienne jurisprudence du Parlement de Paris. Abandonnée pendant quelque temps, parce qu'on inclina momentanément dans le sens de la déposition obligatoire pour tous, cette jurisprudence fut remise en honneur par un arrêt du 27 janvier 1728, rendu sur les conclusions de l'avocat général Gilbert de Voisins.

Cette jurisprudence ancienne, que Jousse et Dareau nous font connaître, s'était établie indépendamment de toute disposition de la loi positive ; elle s'était imposée par la force même des choses, comme la conséquence nécessaire des rapports de certaines professions avec le reste de la société. Des raisons de haute justice et d'humanité assuraient donc ainsi jadis à certains confidents une pleine indépendance, une sorte de mise hors la loi, lorsqu'il s'agissait pour eux de déposer en justice. Eh bien, ces mêmes raisons peuvent être invoquées aujourd'hui, avec tout autant de force et de valeur, pour affranchir ces mêmes confidents de la règle générale posée par le législateur moderne dans l'art. 80 du Code d'instruction criminelle.

La nécessité où s'est trouvé un inculpé de recourir aux services d'un médecin est le motif fondamental de la dispense accordée à celui-ci de déposer en justice. Or la justice, selon l'expression de M. Faustin Hélie, ne saurait méconnaître cette nécessité sans cesser d'être la justice elle-même. Elle ne pourrait, sans violer les lois de l'humanité, mettre un criminel dans l'alternative de se priver des secours de la science, ou d'y recourir en tremblant d'être dénoncé. L'intéressé serait en droit de craindre que la justice s'emparât, bon gré mal gré, des confidences faites par lui à un homme dont il devait espérer du soulagement et dont la mission sociale était de lui prêter assistance.

Ne peut-on pas dire que le médecin, à l'instar du prêtre et de l'avocat, s'identifie pour ainsi dire en sa qualité de confident nécessaire avec le patient qui lui a livré son secret ? Il en résulte que son témoignage équivaut à l'aveu même du prévenu. Cet aveu, certes la justice a le droit et le devoir de le provoquer, mais à la condition de s'abstenir de tout moyen de contrainte à l'adresse de l'inculpé et de n'exercer contre lui aucune torture, même morale.

Assurément les considérations d'équité justifient suffisamment la dispense de déposer en justice, admise en pratique pour certains témoins ; mais en outre on peut faire valoir encore un autre argument dont le mérite particulier consiste à s'appuyer sur la loi elle-même, particularité que ne présentent pas les motifs exposés précédemment.

L'article 378 du Code pénal et l'article 80 du Code d'Instruction criminelle consacrent l'un et l'autre deux grands principes qui se réclament tous deux de l'ordre public et de l'intérêt général. D'une part il ne peut pas être apporté d'entraves à l'action libre de la justice, elle a le droit de tout voir et de tout connaître. D'autre part, en dehors de toute intervention de la loi pénale, l'obligation du secret est une des conditions vitales de certaines professions nécessaires à l'humanité, et la justice ne pourrait pas méconnaitre cette obligation sans détruire du même coup les relations de confiance, indispensables entre ceux qui exercent ces professions et ceux qui font appel à leur ministère.

Affirmer que l'art. 80 doit baisser pavillon devant l'art. 378, ou bien au contraire que l'art. 378 est mis nécessairement de côté lorsqu'il s'agit d'appliquer l'art. 80, c'est, suivant le point de vue où l'on se place, vouloir subordonner l'un à l'autre deux principes de valeur équivalente ; or il semble bien difficile de ne pas mettre ces deux principes sur la même ligne puisque tous deux ont en vue l'utilité sociale. D'ailleurs, lequel des deux articles appliquera-t-on au révélateur ? L'art 80 ? Mais l'art. 378 lui impose le silence. L'art. 378 ? Mais l'art. 80 lui commande de parler.

Aussi, à notre avis, lorsque les deux principes dont il s'agit se trouvent accidentellement en conflit, lorsqu'il est impossible de les sauvegarder tous les deux et que l'un doit être sacrifié à l'autre, le mieux est de laisser à celui, qui se trouve aux prises avec cette difficulté, toute liberté pour la résoudre. Alors l'intéressé n'aura à écouter que sa conscience, et l'intelligence des devoirs particuliers de sa profession lui dictera la ligne de conduite qu'il doit suivre.

Mais, constatons-le bien, cette liberté de refuser son témoignage, octroyée au médecin, n'est pas illimitée : elle n'est légitime qu'autant que le praticien est interrogé sur des faits dont il a reçu la confidence expresse ou tacite. Il faut de plus, que cette confidence ait été rendue indispensable par l'exercice professionnel de celui qui l'a reçue, sinon elle ne présenterait pas ce caractère de nécessité qui est la seule raison d'être de l'exception admise.

Le médecin est indubitablement tenu d'observer une certaine discrétion concernant toutes les choses qu'il voit ou qu'il apprend dans les familles où son ministère le fait appeler ; mais il n'est astreint au secret professionnel que pour les faits que son entrée dans la maison l'a obligé à voir ou à entendre.

Il importe en effet de se rappeler et de préciser dans quelles conditions intervient le secret médical, si on veut apprécier exactement sa portée : Un malade s'adresse au médecin pour obtenir de lui soulagement et guérison ; il fait connaître à l'homme de l'art tous les faits, tous les documents qui peuvent lui être utiles pour l'accomplissement de sa mission. Tous les documents venus à la connaissance du médecin, par une voie autre que la confiance d'un client malade, ne constituent pas à proprement parler une confidence et ne sont pas couverts par le secret professionnel.

Voilà, par exemple, un médecin que l'on a mandé et qui assiste aux derniers moments d'un de ses clients ; il entend les parents se concerter pour anéantir les dernières volontés du moribond en supprimant un testament qui les dépouille. En une telle conjoncture, le médecin a le devoir d'assurer l'exécution des dernières volontés de son client, en dénonçant à qui de droit les manœuvres criminelles dont il a été le témoin. Mais de plus, si la justice est saisie de l'affaire par un autre que lui, il pourra être contraint de s'expliquer sur tous les faits qui se sont passés en sa présence, et c'est en vain qu'il invoquera sa qualité de médecin pour refuser de répondre aux interpellations du juge.

De même, à notre avis, la Cour d'appel de Bruxelles a bien jugé en ne rangeant pas les pourparlers préliminaires d'un duel, auxquels le docteur Seutin avait assisté, dans la catégorie des secrets qu'un médecin est obligé de garder. La Cour a pensé avec raison que, dans l'espèce, le médecin avait eu connaissance des faits en qualité de simple témoin et non comme praticien dans l'exercice de sa profession ; elle a estimé en outre que la promesse de garder le secret était illicite, attendu que des préparatifs de duel ne peuvent pas être considérés par le médecin assistant comme des secrets nécessaires, puisqu'il en a eu connaissance à un moment où on n'avait pas encore besoin de son art.

Enfin, nous admettons que le médecin ne doit plus refuser de témoigner en justice sur des faits déterminés, s'il a été dispensé du silence par le client qui s'était confié à lui. Le client possède en quelque sorte un droit de propriété sur le secret qu'il dépose. Ce droit reste absolu ;

or il doit être permis au propriétaire, lorsque cela lui plaît de retirer au secret, qui lui appartient, tout caractère confidentiel. Il peut dès lors en autoriser la divulgation, soit parce qu'il est empêché de répondre personnellement aux interpellations de la justice, soit parce qu'il a besoin de faire confirmer ses propres déclarations par son médecin.

Affranchi par son client même de l'obligation du silence contractée envers lui, le médecin se trouve libre de tout engagement sous ce rapport ; il n'a donc plus qualité, selon nous, dans ce cas, pour refuser à la justice les renseignements qu'elle peut lui demander. Il n'est plus alors fondé à invoquer devant un tribunal une obligation qui a cessé d'être et dont l'existence seule autorisait son silence.

Nous constaterons toutefois que la solution que nous adoptons, au cas où le client a donné son consentement à la révélation faite en justice, est en désaccord avec celle admise par la Cour de cassation, dans un arrêt du 11 mai 1844 (Affaire Chabaudy), en ce qui concerne les avocats. Voici les faits: Me Chabaudy, avocat à Niort, avait été cité pour témoigner devant le juge d'instruction de faits à lui révélés par un sieur C... qui avait été, mais qui n'était plus son client. Le sieur C... avait donné son consentement à la révélation ; néanmoins l'avocat se refusa à répondre, se retranchant derrière les devoirs spéciaux à sa profession. Condamné par le magistrat instructeur pour refus de témoignage, Me Chabaudy se pourvut devant la

Cour de cassation. La Cour réforma l'ordonnance rendue contre lui.

« Attendu, dit-elle, que l'avocat a toujours été tenu de « garder un secret inviolable sur tout ce qu'il apprend à « ce titre ; que cette obligation est d'ordre public, et qu'il « ne saurait dès lors appartenir à personne de l'en affran- « chir ; que l'avocat, lorsqu'il est cité en témoignage, n'a « donc pour règle, dans sa déposition, que sa conscience « et qu'il doit s'abstenir de toutes les réponses qu'elle « lui interdit, et attendu, dans l'espèce, que Me Chabaudy « a déclaré ne pouvoir pas donner les explications à lui « demandées par le magistrat instructeur qui l'interro- « geait, parce qu'elles l'amèneraient à révéler des faits « qu'il n'aurait appris que comme avocat ; que l'ordon- « nance rendue contre lui ne relève aucune circonstance « qui soit de nature à établir que le dit Chabaudy n'au- « rait pas été dans l'exercice légal de sa profession, lors- « que ces faits seraient parvenus à sa connaissance ; que « ce magistrat ne pouvait pas dès lors insister afin d'obte- « nir les renseignements ou les aveux qui étaient l'objet « de l'interrogatoire ; qu'il suit de là qu'en prenant le « silence de l'avocat pour un refus illégal de déposer... « l'ordonnance dont il s'agit a faussement appliqué les « articles 80 et 304 du Code d'Instr. Crim. et commis une « violation expresse de l'article 378 Code pénal... An- nule, etc.

On le voit, toute l'argumentation de la Cour repose sur ce principe que l'art. 378 est d'ordre public et que dès lors le consentement donné à la révélation par l'auteur des confidences n'a pas le pouvoir de relever du silence ceux qui y étaient astreints par la loi. Nous nous sommes expliqué plus haut assez longuement sur cette façon d'envisager la prohibition inscrite dans l'art. 378 pour qu'il soit inutile d'y revenir ici.

§ 4. *Déclarations de naissances.*

Il nous reste un autre point à étudier, une dernière difficulté à résoudre.

Comment l'article 378 peut-il se combiner, se concilier avec les articles 55 et 56 du Code civil relatifs aux déclarations de naissance et avec l'article 346 du Code pénal qui en est la sanction ? Nous rappellerons brièvement, à cette occasion, le décret du 4 juillet 1806 concernant la déclaration des morts-nés. Enfin nous aurons aussi quelques mots à dire des limites au droit de surveillance que peut exercer l'administration sur les maisons d'accouchement.

Le médecin et la sage-femme qui ont pratiqué un accouchement sont tenus d'en faire la déclaration. Cette obligation particulière est antérieure au Code civil.

Au dire de Verdier, deux ordonnances en date du 13 décembre 1698 et du 14 mai 1724 enjoignaient « aux sages-femmes et autres personnes, qui assistent les femmes dans les accouchements, de dénoncer aux curés des localités la naissance des enfants ; tous ceux qui exerçaient la haute justice, devaient y tenir la main et infliger aux contrevenants des condamnations à l'amende ou même des peines plus sévères.

Dans le même ordre d'idées, les conciles de Malines, en 1570 et en 1607, avaient réglé que tous les samedis, les sages-femmes de chaque paroisse, jureraient de faire connaître à leur curé les noms et surnoms des femmes en couches qu'elles auraient assistées et le nombre d'enfants qu'elles auraient reçus.

A cette époque, on se préoccupait avant tout des intérêts spirituels du nouveau-né, sans trop s'inquiéter des inconvénients qu'une dénonciation pouvait présenter pour la mère. Une seule considération dominait toutes les autres, c'était d'assurer le baptême à l'enfant.

Il est encore un point digne de remarque, c'est que cette obligation de déclarer les naissances concernait uniquement les sages-femmes. En effet, dans les documents qui la prescrivent, il n'estquestion ni des médecins ni des chirurgiens. Mais il ne faut pas s'étonner de cela, car jusqu'au 17e siècle, l'art des accouchements fut exclusivement exercé par des femmes, on considérait comme inconvenante l'intervention d'un homme en pareille circonstance.

D'après une anecdote que rapporte Larousse, ce fut Mme de la Vallière qui la première se fit assister lors de ses couches par un célèbre chirurgien de l'époque, Julien Clément. Cette innovation aurait eu pour but unique, paraît-il, de tenir secret l'accouchement; or cela n'eût pas été possible, si l'on avait eu recours à une sage-femme. On voit que le secret fut assez mal gardé ; toutefois la mode inaugurée par la maîtresse du roi fut vite adoptée par les dames de la Cour, et c'est alors qu'on inventa le mot «accoucheur.»

Actuellement l'obligation de déclarer les naissances est imposée à toutes les personnes qui exercent l'art de guérir ; cela résulte de l'art. 56 du Code civil ainsi conçu : « La naissance de l'enfant sera déclarée par le père, ou à défaut du père par les docteurs en médecine ou en chirurgie, sages-femmes, officiers de santé ou autres personnes qui auront assisté à l'accouchement, et lorsque la mère sera accouchée hors de son domicile par la personne chez qui elle sera accouchée ».

L'article 55 du même Code détermine le délai dans lequel la déclaration devra être faite ; enfin l'article 57 énumère les renseignements que contiendra l'acte dressé, d'après cette déclaration.

Le Code civil, contrairement à la loi du 20 septembre 1792, ne frappait d'aucune peine l'inobservation de ces dispositions. Le Code pénal a comblé cette lacune par son article 346, où il est dit : « Toute personne qui ayant assisté à un accouchement, n'aura pas fait la déclaration à elle prescrite par l'art. 56 du Code civil, et dans les délais fixés par l'art. 55 du même Code, sera punie d'un emprisonnement de 6 jours à 6 mois et d'une amende de seize francs à trois cents francs ».

Dans quels cas cette déclaration est-elle obligatoire pour le médecin ? Dans quels termes doit-il la faire ? Ce sont là les deux questions à étudier :

1° Dans quels cas l'obligation de déclarer les naissances incombe-t-elle au médecin ? De la combinaison de l'article 56 du Code civil avec l'article 346 du Code pénal, il résulte que l'obligation de déclarer la naissance s'impose au médecin toutes les fois que le père est absent ou hors d'état d'agir. Il n'importe nullement d'ailleurs que l'accouchement ait eu lieu au domicile de la mère ou ailleurs.

Si dans cette dernière hypothèse, l'obligation pèse également sur la personne chez qui la mère est accouchée, il n'en résulte pas que le médecin soit déchargé personnellement du devoir qui lui incombe. La jurisprudence est aujourd'hui fixée en ce sens ; elle a décidé de même qu'il n'y a pas lieu d'établir une hiérarchie entre les personnes qui sont tenues, à défaut du père, de déclarer la naissance. Toutes sont tenues en même temps et au même degré.

Il peut arriver que le père, absent au moment de l'accouchement, revienne dans le délai de trois jours fixé par l'article 55 pour la déclaration. D'après l'interprétation généralement admise, les personnes qui ont assisté à l'accouchement, et notamment le médecin, ne pourraient pas exciper de cette circonstance pour se dispenser de déclarer l'enfant (1).

En matière de déclaration de naissance, l'article 56 ne dit pas s'il y a lieu de distinguer entre le père légitime et le père naturel. Cependant, il est évident que cette

1. Jugé en ce sens par la Cour d'Amiens (2 janvier 1837).

distinction doit être faite. Le père naturel a la faculté de ne pas reconnaître l'enfant ; dès lors, il ne peut être tenu de déclarer sa naissance que s'il a assisté à l'accouche- et en raison même de cette dernière circonstance. Il résulte de là notamment ceci : que sa présence à l'accouchement ne le rend pas, comme le père légitime, seul responsable du défaut de déclaration.

Mais comment l'accoucheur saura-t-il si les parents de l'enfant sont unis ou non par les liens du mariage ? Nous nous contentons de poser cette question, tout en constatant, comme l'a fait le congrès médical tenu à Paris en 1845, qu'elle peut mettre dans l'embarras le praticien obligé de la résoudre.

2° Qu'est-ce que doit contenir la déclaration de naissance faite par le médecin ? Le Code civil ne dit pas, comme l'avait fait le décret des 20-25 septembre 1792, quelle doit être la teneur de la déclaration. La loi se borne, dans l'art. 57, a énumérer ce qui devra être inséré dans l'acte de naissance ; encore cet article n'est-il applicable en son entier que si l'enfant est légitime.

Toutefois, il est un point qui ne peut faire doute : la déclaration exigée par le Code civil doit servir à dresser l'acte ; aux termes de l'article 35, en effet, l'officier de l'état civil n'exerce qu'un ministère purement passif et il ne peut énoncer dans le document à rédiger que les renseignements portés à sa connaissance par les déclarants. La mesure des déclarations à recevoir sera donc aussi celle des déclarations à faire.

A quelles conditions un acte de naissance sera-t-il suffisant pour établir l'état civil de l'enfant ? Voilà ce qu'il importe d'examiner.

L'article 57 doit être le complément de l'article 56, quelle que soit la formule de déclaration à laquelle on s'arrête. Or les énonciations de l'art. 57 ont pour but les unes d'établir la filiation de l'enfant, les autres de constater le fait même de son existence et tout ce qui peut garantir son identité. L'acte, et par suite, la déclaration qui le précède et lui sert de base, ont donc un double but.

D'abord quelle ligne de conduite le médecin devra-t-il suivre quand il lui faudra fournir à l'officier de l'état civil les renseignements relatifs à la filiation de l'enfant. Devra-t-il dans tous les cas donner les noms du père et de la mère ?

Il est certain que le médecin pourra donner ces noms, si le père et la mère sont légitimes et qu'il devra s'abstenir de les indiquer, si les parents sont adultérins ou incestueux. S'il s'agit d'un enfant naturel et non reconnu, le nom de son père ne devra pas davantage être déclaré.

Mais quel parti le médecin devra-t-il prendre relativement au nom de la mère naturelle ? Deux opinions opposées sont en présence à cet égard ; D'après l'une, la déclaration s'imposerait toujours ; d'après l'autre, cette déclaration ne serait pas permise.

Les partisans du 1er système (1) raisonnent ainsi : Naf-

1. Dijon, 14 août 1840. Sirey, II, 1847 ; Paris, 20 avril 1843 ; Sirey, 43, II, 20.

tre, c'est non-seulement exister, mais c'est aussi pouvoir rapporter son existence à une femme déterminée ; par suite, déclarer une naissance, c'est affirmer d'abord qu'un être existe, et que de plus il doit le jour à telle femme. L'enfant naît non-seulement pour lui-même, mais aussi pour une famille et pour une société. Une déclaration qui ne rattacherait cet enfant à personne serait illusoire. Or l'art. 346 est placé sous la rubrique des crimes tendant à empêcher ou à détruire les preuves de l'état civil d'un enfant. Donc l'art. 56, dont cet article 346 est la sanction, ne peut admettre qu'une déclaration servant à prouver l'état civil de l'enfant. Dans le cas présent, le médecin n'a pas à se retrancher derrière le secret professionnel, car l'article 378 du Code pénal ne peut pas défendre ce que commande l'article 346 du même Code.

D'ailleurs la loi met ici l'intérêt du nouveau-né au-dessus de l'intérêt de la mère.

A ces arguments les partisans du système contraire répondent ainsi : Sans doute, naître c'est exister et provenir d'une femme déterminée ; mais les enfants trouvés et tous ceux qui n'ont pas de parents déterminés, sont-ils pour cela moins nés que les autres ?

Au surplus, pourquoi chercher des arguments en dehors du droit positif, si sérieux que ces arguments puissent paraître ? L'article 56 n'exige qu'une chose du déclarant quel qu'il soit : c'est qu'il fasse connaître le fait de la naissance à un officier public compétent, dans les délais fixés par l'article 55. Il n'y a pas à s'occuper de l'article 57. Quand il mentionne les « père et mère », cet article exclut, à n'en pas douter, les parents adultérins ou incestueux, et le père naturel. Mais alors il est impossible que par la même expression il désigne la mère légitime et la mère naturelle.

Enfin, non-seulement l'article 57 n'implique pas la désignation nominative de la mère naturelle, mais il ressort des articles 336 et 341 du Code civil que cette mention n'offre pas à l'enfant un avantage appréciable. En conséquence, l'acte de naissance ne doit pas la contenir, puisqu'elle ne constitue pas, en l'espèce, un de ses éléments essentiels.

On en conclut que révéler le nom de la mère naturelle, sans y avoir été dûment autorisé par elle, c'est de la part du médecin méconnaître la prohibition édictée par l'article 378 ; et dans ce cas particulier, le praticien tombe sous le coup des peines portées dans cet article.

Il nous reste à prendre parti entre ces deux systèmes. Avec les partisans de l'opinion exposée en dernier lieu, nous n'hésitons pas à décider que le médecin, en raison de son devoir professionnel, doit s'abstenir de déclarer le nom de la mère naturelle.

En effet, aux termes de l'article 319 du Code civil, l'acte de naissance ne fait preuve que de la filiation légitime. La loi n'autorise pas l'enfant naturel à recourir au même moyen. Pour lui, c'est par « la reconnaissance » ou par « le témoignage » appuyé d'un commencement de preuve par écrit que peut être établie sa filiation.

Or, l'acte de reconnaissance, tel que le définit l'article 334, est une démarche libre et volontaire de la part de celui qui la fait ; de là, il résulte notamment ceci : que l'indication du nom de la mère dans l'acte de naissance, sans l'aveu de celle-ci, ne produit contre elle aucun effet. (Art. 336). De plus, comme cet acte n'émane pas de la femme à laquelle est attribuée la maternité, l'enfant ne pourrait même pas l'utiliser, comme un commencement de preuve par écrit, dans le cas où il voudrait, conformément à l'article 341, établir par témoins sa filiation.

Dès lors, si la désignation de la mère naturelle dans l'acte de naissance ne procure pas à l'enfant un avantage appréciable, pourquoi le médecin, confident de la faute commise par la femme, dénoncerait-il le nom de celle-ci à l'officier de l'état civil ? Nous n'imaginons à cela nul motif et nous sommes d'avis qu'un déclarant quel qu'il soit, a toujours le droit de taire le nom de la mère naturelle; nous ajoutons ensuite que ce droit devient un devoir, lorsque le déclarant est tenu, comme le médecin, de garder le silence sur les secrets qui lui sont confiés.

Une dernière difficulté se présente : elle concerne la combinaison de l'article 56 avec l'article 378.

Nous venons d'admettre que le médecin ne doit pas nommer la mère naturelle ; mais peut-il aussi refuser de désigner le lieu de la naissance de l'enfant ? C'est-à-dire a-t-il le droit de cacher dans les campagnes, le nom du hameau ; ou dans les villes, le nom de la rue et le numéro de la maison où s'est fait l'accouchement auquel il assistait ?

Remarquons-le tout d'abord : ici la controverse n'est possible que si l'enfant peut être transporté à la mairie, pour y être présenté à l'officier de l'état civil, conformément aux prescriptions de l'article 55. Dans le cas contraire, l'officier public devant nécessairement se déplacer pour s'assurer *de visu* de la naissance qu'on lui déclare, on est bien obligé de lui indiquer le lieu où il devra se rendre pour faire la constatation exigée par la loi.

Mais, supposons que le transport du nouveau-né puisse s'effectuer, quelle ligne de conduite devra suivre le médecin ? Pourra-t-il se tenir sur la réserve comme le pensent quelques commentateurs, d'accord avec certaines décisions judiciaires ? Arguant de ce qu'il n'a pas à faire connaître le nom de la mère, pourra-t-il, vis-à-vis de l'officier de l'état civil, s'en tenir à une déclaration vague dans le genre de celle-ci : « L'enfant que je vous présente, à qui il a été donné tels prénoms, est de tel sexe ; il est né tel jour, à telle heure, dans votre arrondissement ».

Une déclaration de ce genre ne répond pas, croyons-nous, au vœu du législateur.

Comme il a été dit déjà, lorsqu'on veut adopter une formule de déclaration, il faut avant tout rechercher ce qu'il est essentiel de consigner dans l'acte qu'elle devra servir à rédiger. Quoi qu'on fasse, il y a une relation intime entre l'article 56 du Code civil et l'art. 57 du même

Code. En effet, l'un énumère les personnes chargées de faire la déclaration et l'autre précise les énonciations que devra recevoir l'officier public chargé de rédiger l'acte, d'après cette même déclaration.

Que si la nature de la filiation s'oppose à ce que le déclarant fournisse tous les renseignements réclamés par l'article 57, suit-il de là qu'il ne faut pas toujours procurer toutes les indications exclusivement relatives au fait même de la naissance, avec les circonstances de temps et de lieu qui s'y rattachent? Ces indications ne font-elles pas partie intégrante de la substance même de l'acte et par suite, de la déclaration qui sert de base à cet acte?

Le législateur s'est proposé de protéger le nouveau-né et de veiller à la conservation de son existence. Comment la société réussirait-elle à atteindre ce but, si elle n'a pour guider ses efforts que la déclaration vague proposée dans le système que nous combattons? Une nécessité s'impose tout d'abord : si on veut que l'enfant puisse être protégé à un moment donné, il faut qu'il soit au moins déterminé en tant qu'individu. Il est nécessaire qu'on ne puisse pas le confondre avec d'autres qui seraient nés dans le même temps et dans le même lieu.

Aussi pensons nous que le lieu de la naissance doit être exactement désigné dans la déclaration. D'ailleurs, ne trouve-t-on pas, dans l'article 55, un nouvel argument à l'appui de cette opinion? D'après ce texte, l'officier de l'état civil du lieu où s'est fait l'accouchement est seul compétent pour recevoir la déclaration et pour rédiger l'acte;

or, il a le droit indubitablement, nous semble-t-il, de s'assurer, d'après les déclarations des parties, qu'il a bien qualité pour instrumenter.

Lui annoncer simplement que l'enfant présenté est né dans un endroit quelconque de sa circonscription, c'est lui affirmer sa compétence, sans lui donner les moyens de contrôler ce qu'on lui dit. Dans ces conditions, il serait loisible aux intéressés de s'adresser à un fonctionnaire de leur choix, résultat inadmissible, puisqu'il est contraire aux prescriptions de la loi.

En résumé, nous estimons que le médecin, comme tout autre déclarant d'ailleurs, doit faire connaître à l'officier de l'état civil le lieu précis de l'accouchement. Cela résulte de la combinaison des articles 55, 56, et 57 du Code Civil, et incidemment du décret du 4 juillet 1806, relatif aux morts-nés dont nous parlerons plus loin.

En conséquence, si un praticien prétendait se taire à ce sujet, il se mettrait dans le cas de recevoir application de l'article 346 du Code pénal qui punit le défaut de déclaration.

On ne saurait nous contredire en cherchant un argument dans l'article 378 du Code pénal, car il ne peut pas être question de secret professionnel en pareille matière. Quand la loi prescrit au médecin de parler, elle établit elle-même, en ce qui regarde le principe du secret, une exception à laquelle il faut se soumettre.

Le législateur a voulu avant tout assurer au nouveau-né la protection qui lui est due ; si les moyens combinés pour arriver à ce résultat risquent de faire connaître la mère, le médecin n'en est pas responsable. Là ou l'article 346 commande l'article 378 perd ses droits.

Morts-nés. Fœtus

Nous avons fait allusion, plus haut, au décret du 4 juillet 1806, relatif aux morts-nés. La déclaration de ces enfants doit être faite comme celle des enfants vivants. D'ailleurs, le décret en question a moins pour but de prescrire cette déclaration que de renseigner l'officier de l'état civil, qui la recevra, sur la manière exacte de rédiger l'acte ultérieur. Il s'exprime ainsi :

« Lorsque le cadavre d'un enfant, dont la naissance n'a pas été enregistrée, sera présenté à l'officier de l'état civil, cet officier n'exprimera pas qu'un tel enfant est décédé, mais seulement qu'il lui a été présenté sans vie ; il recevra de plus la déclaration des témoins touchant les noms, prénoms, qualités et demeure des père et mère de l'enfant et la désignation des an, jour et heure auxquels l'enfant est sorti du sein de sa mère. »

La Cour de cassation (1) a donné pour sanction à ce décret l'article 346 du Code pénal, où il n'est pourtant pas expressément visé.

On constate aisément que les dispositions de ce décret de 1806 sont la réunion en un seul et même texte des

(1) Cour de cassation 2 septembre 1843, 2 août 1844.

prescriptions édictées par les articles 56 et 57 du Code civil. Dès lors il n'est plus possible de choisir, comme quand il s'agit de l'article 57, entre les diverses énonciations consignées, celles qui devront figurer ou ne pas figurer dans la déclaration.

Nous trouvons là une nouvelle raison d'affirmer, comme nous l'avons déjà fait, que le lieu de la naissance doit être déclaré, dans tous les cas, par toutes les personnes, quelles qu'elles soient, qui ont assisté à l'accouchement. Il serait vraiment étrange que cette mention fût obligatoire pour des morts-nés qui n'auront plus tard aucun intérêt à défendre, et quelle ne le fût pas, quand il s'agit d'enfants vivants appelés à jouir ultérieurement de tous les droits civils.

Une autre question intéressant le secret médical se pose à l'occasion du décret de 1806, ce texte est-il applicable à tous les cas d'accouchement, que la grossesse soit ou ne soit pas arrivée à son terme régulier ? Faudra-t-il déclarer et présenter à l'officier de l'état civil un fœtus encore à peu près informe ou le produit d'un avortement pratiqué vers le début de la grossesse?

Dans un arrêt du 7 août 1874, cité par M. le professeur Brouardel, la Cour de cassation s'en rapporte sur ce point à l'article 312 du Code civil, aux termes duquel l'enfant n'est réputé viable qu'après une gestation minima de 180 jours. L'arrêt s'exprime ainsi :

« Avant ce terme, l'être privé de la vie et des conditions

organiques indispensables à l'existence, ne constitue qu'un produit innommé et non un enfant dans le sens que le législateur a attaché à cette expression. Ce n'est point en vue d'un pareil être qui, suivant que sa venue au jour se rapproche davantage de l'époque de la conception, peut ne pas même présenter les signes distinctifs de la forme humaine, que le décret du 3 juillet 1806 a prescrit la présentation du cadavre de tout enfant mort-né à l'officier de l'état civil. Une telle présentation, sans utilité pour l'intérêt social, pourrait, dans certains cas, blesser la pudeur publique. »

Cette doctrine de la Cour de cassation, qui nous paraît conforme au texte et à l'esprit de la loi, laisse donc aux familles le soin de se défaire, le cas échéant, des embryons ou des fœtus par les moyens qu'elles jugeront les plus convenables. En pratique, il est arrivé que des fœtus ont été abandonnés sur la voie publique et que leur découverte a donné lieu, de la part de la justice, à des enquêtes où des femmes honnêtes ont pu momentanément se trouver compromises. Pour obvier à ces inconvénients, une circulaire adressée par le préfet de la Seine aux maires de Paris, en date du 26 janvier 1882, a prescrit la déclaration de tous les fœtus, ne fussent-ils âgés que de six semaines. Mais, en fait, les instructions du préfet sont restées lettre morte pour beaucoup d'accoucheurs et le manque de déclaration en pareille circonstance, ne nous paraît pas devoir être incriminé.

Maisons d'accouchements.

Comme appendice aux développements qui précèdent, concernant les déclarations de naissance, il reste à parler du droit de surveillance que l'administration peut exercer sur les maisons d'accouchement. Il faut examiner aussi dans quelle mesure les personnes qui gèrent ces établissements peuvent se retrancher derrière le secret professionnel pour refuser obéissance aux règlements imposés par l'autorité administrative.

A plusieurs reprises, l'administration a prétendu que les maisons d'accouchement pouvaient être assimilées aux hôtelleries et aux auberges ; en conséquence, elle voulait obliger les médecins ou les sages-femmes, qui dirigeaient ces maisons, à tenir un registre nominatif de leurs pensionnaires conformément aux prescriptions de l'article 475 2° du Code pénal.

Nous doutons fort que cet article se prête à une telle interprétation et qu'il soit applicable aux sages-femmes recevant à leur domicile des femmes en couches.

D'ailleurs la Cour de cassation a constamment repoussé les prétentions émises par les autorités administratives. Elle a jugé notamment, dans 2 arrêts du 12 septembre 1846, que les sages-femmes ne pouvaient pas être assimilées aux aubergistes, ni tenues à des obligations auxquelles ceux-ci sont soumis ; que la disposition de l'article

475 du Code pénal est limitative et que l'article 378 du même Code s'oppose à une assimilation contraire au secret médical ; que l'autorité administrative ne peut ni étendre l'un, ni dispenser des devoirs imposés par l'autre.

Cette jurisprudence de la Cour de cassation est, de tous points, conforme aux recommandations que Jean Astruc adressait aux sages-femmes de son temps.

« Elles ne doivent pas, disait-il, tenir de registres des personnes qu'elles auront reçues chez elles pour y accoucher ; ou bien si elles tiennent un registre, afin de se rendre compte de leurs affaires, elles doivent bien se garder d'y inscrire le nom propre des personnes, mais seulement des noms de baptême au hasard. »

L'administration ne peut donc pas, par application de l'article 475, 2° du Code pénal, obliger les sages-femmes recevant des pensionnaires à tenir registre des femmes qui viennent réclamer leurs soins, mais ne pourrait-elle pas, tout au moins, considérer les maisons de santé et d'accouchement comme des lieux ouverts au public, sur lesquels la loi du 5 avril 1884 donne aux maires un droit de police et de réglementation ? Ne pourrait-elle pas aussi s'autoriser de cette loi pour soumettre ces mêmes établissements à certaines obligations incompatibles avec le devoir du secret ?

L'autorité municipale a en effet tenté plusieurs fois de prendre des arrêtés de ce genre, mais la Cour de cassation a, comme dans le cas précédent, toujours donné raison aux contrevenants, et déclaré illégales les mesures prises par les municipalités. C'est ainsi notamment qu'une sage-femme ne peut pas être empêchée de recueillir à son domicile des femmes étrangères à la localité et qu'on ne peut pas lui enjoindre de déclarer à la mairie les noms de ses pensionnaires.

Sur ce dernier point nous trouvons une décision concordante dans le recueil des arrêts notables du Parlement de Dijon, de François Perrier. Poussée par l'espoir de découvrir les auteurs des enfants nés de « père et de mère inconnus », et pour se décharger de l'obligation d'élever ces enfants, la Chambre de ville avait pris une délibération qui enjoignait aux matrones de déclarer aux magistrats toutes les filles-mères qu'elles accoucheraient.

Une sage-femme, qui refusait de se conformer à cette prescription, fut condamnée à l'amende. Le Parlement de Dijon réforma la sentence en motivant ainsi son arrêt : « obliger les accoucheuses à déclarer les filles qui se livrent à elles, ce serait violer ce qu'il y a de plus inviolable dans la société civile, savoir : le secret et la confiance ».

Cependant, à un certain point de vue, l'administration peut exercer un droit de contrôle sur les maisons d'accouchement : c'est quand il s'agit de déterminer le nombre des pensionnaires qui pourront y être reçues. Un arrêt de la Cour de cassation (Ch. crim.), en date du 3 avril 1866, a reconnu la légalité d'un arrêté pris en ce sens par le préfet de police à Paris.

M. Muteau critique cette décision de la Cour, qu'il ne trouve pas conforme à la jurisprudence. Toutefois il pense que l'arrêt peut se justifier par cette considération que l'art. 378 n'avait pas été invoqué contre l'arrêté préfectoral.

Nous sommes d'avis, pour notre part, que l'article 378 ne peut pas faire échec au droit que la loi reconnaît à la police municipale « de prévenir par des précautions convenables et de faire cesser par des secours nécessaires les accidents et les fléaux calamiteux, tels que les incendies..., les maladies épidémiques ou contagieuses ».

L'agglomération trop grande de femmes en couches, dans une même maison, est dangereuse pour elles-mêmes et pour la population de la ville entière ; l'autorité a donc le devoir de veiller à ce que les sages-femmes, s'affranchissant des règles de l'hygiène, ne cherchent pas à grossir leurs bénéfices au détriment de leurs clientes et de la santé publique. Le droit attribué à l'administration de fixer le nombre des pensionnaires aura pour conséquence un droit de visite ; mais il ne résultera pas nécessairement de là que les femmes réfugiées dans ces maisons ne pourront pas garder l'incognito.

Indépendamment de toute considération de salubrité publique, alors que de nos jours on s'étonne et on s'inquiète de la dépopulation, il serait à désirer que la loi du secret professionnel n'empêchât pas l'administration d'exercer une surveillance rigoureuse sur les maisons tenues par les sages-femmes. L'avortement y est pratiqué couramment et presque en toute sécurité ; or, les femmes qui fréquentent ces sortes de repaires courent grands risques d'en sortir avec des infirmités de nature à les rendre stériles pour le reste de leur vie.

Il nous semble que la société aurait le plus grand intérêt à faire cesser de tels agissements et à empêcher que, dans un pareil ordre de choses, l'impunité pût être, pour ainsi dire, érigée en principe.

CONCLUSION.

Au cours de cette étude, nous nous sommes efforcé de résoudre la question du secret médical, telle qu'elle est posée dans le Code Pénal, et pour cela, nous avons laissé de côté les considérations étrangères à la loi, qu'on est souvent tenté de faire valoir pour mettre celle-ci en échec. Tout en respectant constamment, croyons-nous, l'esprit et le texte de la loi, nous avons adopté de préférence les solutions qui ne sacrifient pas aux intérêts plus ou moins importants, que l'article 378 a pour but de sauvegarder, les intérêts non moins légitimes et non moins généraux avec lesquels les premiers se trouvent souvent en lutte.

Toutefois, nous le reconnaissons volontiers, il est difficile, en pareille matière, d'établir une règle générale, à laquelle le médecin doive rapporter toutes les espèces qu'il rencontre dans l'exercice de son art.

Les difficultés soulevées par le secret médical naissent de la pratique journalière ; elles sont donc le plus souvent malaisées à résoudre par des systèmes *à priori*, car forcément de tels systèmes ne peuvent tenir compte des situations particulières au milieu desquelles ces difficultés se sont produites.

Il nous semble en effet ressortir des développements donnés à ce travail que le secret professionnel, dans ses rapports avec l'exercice si délicat de l'art de la médecine, soulève à côté des points de droit une série de cas de conscience. Obliger le médecin en pareille matière à s'en rapporter dans toutes les hypothèses à un article de loi, n'est-ce pas risquer bien souvent de faire violence à ses sentiments d'honnête homme ? D'un autre côté, le médecin qui n'obéirait qu'à ceux-ci, serait-il bien sûr d'être constamment d'accord avec la loi ?

Quand enfin on remarque que jusqu'en 1810 le secret médical a été observé, sans qu'aucun texte de loi soit venu en garantir l'observation, il est permis de se demander si l'ordre public, que l'on se plait à invoquer, commandait de sanctionner dans le Code Pénal un devoir considéré de tous les temps par les descendants du vieil Hippocrate comme l'un des premiers et des plus impérieux de la profession.

N'était-il pas possible, sans ériger la violation du secret en un délit spécial, de trouver dans nos Codes des moyens efficaces de le faire respecter par ceux — et ils sont rares — qui révèlent inconsidérément, au préjudice des intérêts moraux ou matériels de leurs clients, les confidences qu'ils ont reçues ?

On eût ainsi laissé au bon sens de l'homme et au tact du praticien toute liberté pour concilier les divers intérêts en cause dans les circonstances difficiles et délicates, que le législateur était impuissant à prévoir et pour lesquelles il n'a pas pu dicter au médecin une règle immuable de conduite.

TABLE DES MATIÈRES

Paris, Imprimerie de la Faculté de Médecine H. JOUVE, rue Racine, 15

www.ingramcontent.com/pod-product-compliance
Lightning Source LLC
LaVergne TN
LVHW012114170826
845678LV00001BA/125

* 9 7 8 2 3 2 9 7 7 0 5 8 1 *